# 漢方アロマの世界 2

### 365日漢方アロマlifeのススメ

## 歌香

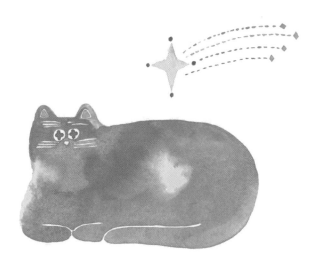

文芸社

カバーイラスト・本文イラスト　　吉田　咲江

# プロローグ

　この本は漢方のこと、漢方アロマのことを中心に構成しました。その中に心で大事に想っていることも織りまぜています。今や情報があふれている時代で、漢方やアロマ、東洋医学系の本や情報はたくさん出まわっています。本書は知識や技術をお伝えしているページももちろんたくさん存在しますが、私はこの本は、手にして傍に置いてくださる方々に対しての「応援song」「癒しsong」のような気持ちで書き上げました。

　私はシングルマザーです。娘が幼かったころから仕事ばかりして休まず生きてきました。何度も立ち上がれないほどにしんどい時もありました。でも私には夢があった。生まれた意味、使命があると感じました。途中で倒れるわけにはいかない、幼い娘を抱えた2人の生活が現状でした。その私を漢方やアロマがサポートしてくれました。この2つのサポーターがいなかったら私は今、こうしていません。

　この本は植物たちの強力なパワーを秘めた漢方と漢方アロマのことを携えた、あなたへの「応援song」「癒しsong」です。365個、一つ一つの記事はあなたを想って書きました。大切なあなたに、想いが届くことを願って……。

歌香♪

## 目　次

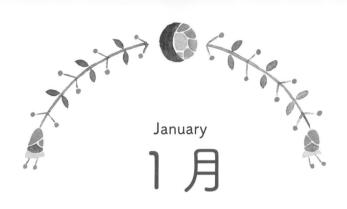

January

# 1月

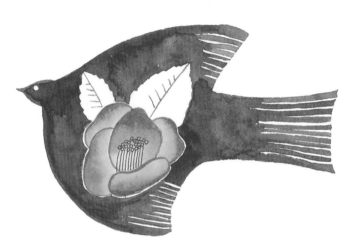

山茶花 ……「ひたむきさ」

ポジティブ感情もネガティブ感情もあっていい。
ネガティブ感情は自らを大切にしていけるチャンスでもあります。
悲しい、さみしい、不安、恐れといった気持ちがあっても大丈夫。
自分で自分を受けとめてあげてください。
大丈夫。あなたは一人ではありません。
私たちにはこの世で1番の味方「私自身」がいます。

## 1月1日　おとその効能

お正月おめでとうございます。
おとそを口にされた方もいらっしゃると思います。

数種の漢方生薬をお酒に漬け込んだおとそ。

| | |
|---|---|
| **白朮** | 健胃、水分代謝 |
| **山椒** | 解毒、補陽、健胃 |
| **桔梗** | 痰・咳など呼吸器ケア |
| **肉桂** | 活血、補陽、発汗 |
| **防風** | 解表、発汗、皮膚疾患 |
| **陳皮** | 理気、芳香性健脾 |

「胃腸に働きかけ血流UP。身体を温めて、風邪から身を守る!」
　中身を知ると、よりおいしくなります。
　邪気を払い、幸せな1年を願うお祝いのお酒です。
　すてきな1年になりますように……♡

 ## 1月2日　食べすぎの漢方＆アロマ

「腹8分目に医者いらず」という言葉がありますが、お正月はなかなか守れない。
　食べすぎて苦しいなんて、幸せな苦しさ!?　でも確実に胃腸に負担がかかっています。

そんな時のお助け漢方茶、「山査子、麦芽、神麹」

山査子の味は甘味と酸味。

食べすぎてしまった際、消化を助けてくれます。子どもから大人まで、どなたでも飲める漢方茶です。

漢方アロマ的には「パチュリ」です。

余分なものを体外へ出すお手伝いはピカイチです！

キャリアオイルで希釈しておなかに塗布。

時計回りにクルクルしましょう。

 ## 1月3日　冬の漢方アロマブレンド

寒ーい冬。クリスマスやお正月、忘年会に新年会と華やぐ季節。そんな冬にぴったりの香りをあなたへ……

ラベンサラ
マージョラム
ベンゾイン
ローレル
フランキンセンス
ローズウッド
バニラ
メイチャン

キャリアオイル20ml
精油8滴（1滴ずつ）

手首や首筋に。

この冬、香りを味方につけて。

心はあったかで過ごしましょう。

**1月4日　その風邪にティートリーか？**

　よく風邪に抗ウイルス作用のあるティートリーっていわれているけど、少し漢方的に……。

　ティートリーは温の性質なのでゾクゾクってしている風寒タイプの風邪にはおすすめ。

　逆に高熱やほてっている風熱タイプの風邪には、涼の性質のペパーミントやサイプレスの方が楽になることも！

　精油のもつ五性（寒熱温涼平）って、それほど大事です。

 **1月5日　旅に行きたいのに　行けない時のアロマ術**

　旅に出たい……でも今とっても忙しくて、なかなか行けないなーっていう時、即、異国的な雰囲気を叶えてくれるアロマブレンド。それは「イランイラン＆サンダルウッド」ブレンドです。

　この2本をホホバオイル10mlに2滴ずつ入れて手首に塗ってみてください。

　オリエンタルな香りがあなたを異空間へと誘います。

　血圧降下、補血、精神を満たし、身体の水分を調整する有用性があるので、デコルテやお顔に塗ってもいいですね。

　（※お顔の時は、精油は1滴ずつにしてください）

**1月6日　旅に出る　音楽の神に出逢う香り**

　音楽でホームステイ。ステイ先はバリ島。ガムラン音楽の島です。バリ島に降り立った瞬間、「ただいまー」と思わず言ってしまう私。前世、バリ人？　の時があったのでしょう。ここは独特の匂い、そして高温、多湿。空港からこの「バリの気」がまとわりついてきます。

　朝と夕方に必ずヒンドゥーの神様にお花をお供えするバリの習慣。お花を用いたおままごとみたいなお供えが可愛くて、私もお手伝いの毎日です。お花は、白・黄・赤・ピンク・紫と、いろいろな色を用います。アジサイの花・アサガオ・ハス・マリーゴールド・ブーゲンビリアなどバナナの葉にのせます。

　バナナといえば、笑っちゃう出来事がありました。バリの村の方々の前で日本歌曲を歌った時、拍手とともにたくさんのバナナをプレゼントされたのです。音楽の神はバリ島中にいると感じます。

　バナナと同属に、バショウという植物がいます。バショウの根は、芭蕉根という生薬で利尿作用があります。

　むくみなどのケアに乾燥させて煎じて飲むこともできます。

 **1月7日　七草粥と五行草**

　毎年この日は七草粥を食べていますか？

　七草（セリ、ナズナ、ゴギョウ、ハコベラ、ホトケノザ、スズナ、スズシロ）を入れたお粥は、健胃、利尿、咳止め、安神

などの効果が期待されていて、食べ過ぎたお正月のお腹を立て直すにはもってこいです。

　皮膚疾患のお客様、特にアトピーを抱えている方は、年末年始、普段食べないものも食べる機会が増え、痒みや紅みが増す傾向がみられます。

　そんな時はスベリヒユとか五行草といわれる雑草がもとになった漢方が重宝します。味は、少し苦味がありすっきりして飲みやすい五行草の漢方茶です。

　スベリヒユ（五行草）は、清熱解毒、消炎、抗菌。

「七草粥」といい、「五行草のお茶」といい、雑草（野草）の力ってすごいなあと思います。

**1月8日　冷え症さん　お風呂上がりの漢方アロマ**

冬に足が冷たくて眠れない方へ。
とっておきの漢方アロマケア。

> **熱性温性精油ブレンド**
> ホホバオイル　　20ml　　ジンジャー　　　　２滴
> シナモンリーフ　１滴　　マンダリン　　　　５滴
> ジュニパーベリー２滴　　ブラックペッパー２滴

足首から下に塗ってください。
特に内くるぶし周りはクルクルとアロマトリートメント！
ポカポカしてきて、靴下いらずで
眠れるお手伝いをします。

 **1月9日　のどがイガイガする時
就寝前に行うと次の日に楽になっている方法**

「あ！　風邪？　のどにきてる？　今日は早く寝なくちゃ！」
と思ってすぐ寝たとしても、次の日まだひきずっている……なんてことありませんか？
　寝ている時間はたしかに細胞修復の時間でもあるので、のどの粘膜も修復しようと身体はがんばるのですが、その力が弱かったとしたら？
　いくら寝ていても、そんなに変わらないのが現状です。
　そんな時は補気です、補気！　エネルギーを補うことが大切

です。

そうすると、わりとすぐ回復します。

〈方法〉 1. 寝る前にティートリー1滴コップへ
　　　　　　そこにお水を入れてうがい3回
　　　　　2. マスクにティートリー1〜2滴
　　　　　3. マスクをして寝る。以上。
これだけであなたを救います!!

 **1月10日　鏡をみてシリーズ…　このシミがなかったらな**

　鏡を見ない女性はいないのじゃないでしょうか?
　そしてこのシミさえなかったら!　と思う方も多いです。
　シミは瘀血であればあるほどしつこく出ます。
「クラリセージ」と「ラベンダー ang.」の精油でケアしましょう。
　漢方ローションに数滴入れて毎日ケアがおすすめです。
　そして内側からは活血力のある漢方を。
　内側と外側から挟み込んでシミケアを行っていきましょう。

 **1月11日　孤独と光**

　孤独は悪いものではない。孤独な感情から飢餓が生じ、おのずと自己と向き合い、心の内を表現しやすくなるのではないか……とも感じます。

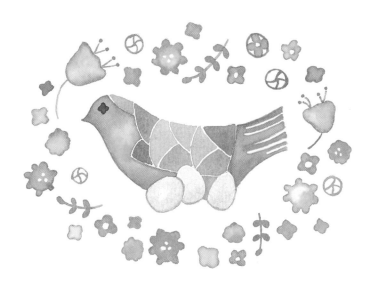

　孤独という闇のような期間を知ることが光の表現を創り上げる際に、より強いエネルギーが生まれるのではないかと思います。

　光は影があるから光であり、表現者はこの両極をみて味わい体得する必要があるんじゃないかと思っています。

　ただ、私は子どもたちだけは、孤独ではなく光の中にいてほしいと願っています。たまたま生まれたところが悲惨な状態であった場合、子どもたちはその状況を人生において引きずりやすい。這い上がりにくいケースがとても多いのです。

　私はそんなの間違っていると思います。子どもたちはみんな光なのです。

　漢方アロマを通して、あたたかな手を子どもたちに送り届け

たいと思っています。

　手から伝わるあったかな想い。植物の香りとともに……。

　私はしんどい思いをしてしまった子どもたちに届けたいのです。

 ## 1月12日　体がかゆくて眠れない人

　以前ドラックストアに勤めていた時、「身体がかゆくて、かゆくて」といってクリームをもとめにご来店のお客様。お肌をかきむしって、粉がふいていました。

　これは陰虚といって体の内側に皮膚表面を潤養する、必要な水分がなくなった証拠です。だから外用「クリーム」＋内服「潤いを内側から」が必須です。

| 内側 |
| --- |
| 漢方で肺を潤し、お肌も滋養します。 |
| ※肺は皮毛（皮膚表面）を滋養しています。 |

| 外側 | |
| --- | --- |
| ホホバオイル | 20㎖ |
| フランキンセンス | 2滴 |
| ゼラニウム | 3滴 |
| ラベンダー ang. | 3滴 |
| をブレンドし、塗布します。 | |

**1月13日　オイルパックのすすめ…　乾燥肌**

冬になると外気も乾燥しているので身体も乾燥しがちです。
お顔の乾燥で悩んでいる方。お風呂時間で解消しましょう。
　乾燥しているお顔は、身体を滋養する必要な血と津液（しんえき・潤い物質）が不足しています。

> **〈オイルパック（10回分位ある）の中身〉**
> キャリアオイル　20㎖　　　ラベンダー ang.　5滴
> イランイラン　2滴　　　　フランキンセンス　1滴

1．お顔を洗ったら湯船に入る。
2．タオルで水気は拭き取らないでオイルパックをお顔に塗って身体を温める（この間、とてもいい香りに包まれて、心も潤う）。
3．軽ーくお顔をシャワーするだけでOK（ぬるま湯）。
4．その上からいつものローションをたっぷりと。
※冬続けるとお肌が変わります♡

 **1月14日　私が欠かさない漢方は**

よく「先生は漢方何を飲んでいるのですか？」と聞かれます。
　私は朝から補血、活血漢方を飲んでいて、身体を温めて活動に入ります。
　夜は瘀血をつくらず、巡りのいい身体、そして身体に潤いを

入れて、おまけにスマホで疲れた目をケアできる漢方を用いています。

　漢方ライフを続けると、その時々で身体が欲するものが分かります。

　これは私に限らず、誰でもそうなれます（お客様にもこの現象が出ています）。

　五感、感性をよみがえらせることが漢方は得意です。

 ## 1月15日　五感の鼻　好きな人のにおい

　五感（視、聴、嗅、触、味）のうちの一つ「嗅覚」。鼻から入った香りの分子は「嗅上皮という鼻腔のてっぺんにある部位に付き、電気信号へと変換されたのち脳へと運ばれ、判断→行動・発言する」という香りのメカニズムを私たちは持っています。

　好きな人の香りは、たとえ汗くさいものであっても平気。むしろ、がんばったんだなーと思えて、好きな香りになることってありませんか？　そう思うと、脳だけでなく、心でも香りの良し悪しを決めていることになります。

　この人間の感覚ってAIにはまねできないよなって思います。

　人間ってすごい感性を宇宙からもってきているのですね。

 ## 1月16日　気功のすすめ　シンプルisベストは本当

　気功にスワイショウという、一見ただの腕ふりみたいな気功があり、これが私、どの気功よりもいい！！　と思えます。

気功の先生からは、基本の中の基本だともいわれています。

スワイショウをすれば、肩甲骨のところにある膏肓というツボがほぐれ、肩コリがとっても楽になります。

寝る前３分腕ふりしてください。その際は是非その時々のお気に入りのアロマを身体に塗布して。少しの違いがこれからを変えます。

 **1月17日　お風呂に入るから分からない病気のにおい**

漢方理論の一つ五行理論には「五香」というものがあります。五香は病んだ時のにおいを指します。私たちは、毎日お風呂に入ったり、人によっては１日に何度かシャワーをしたりする方もいるでしょう。

だから、においがその人からひどくたちこめる……ということはほとんどありません。でももともと人間も動物です。身体は病むと特定のにおいを放ちます。

▶病んだ時の匂い

| 五臓 | 肝 | 心 | 脾 | 肺 | 腎 |
|---|---|---|---|---|---|
| 五香 | 臊<br>脂臭い | 焦<br>焦げ臭い | 香<br>香ばしい | 腥<br>生臭い | 腐<br>腐れ臭い |

**1月18日　スマホ時間が多い方への漢方アロマ**

　スマホを手にしない日はありません。手にするどころか、1度手にしたら、気づいたら1時間なんてあっという間です。

　眼にとってはとても負担。スマホ老眼という言葉もあるくらいです。

　肝は目を養い、見るという行為は肝に貯蔵している血を消耗していきます。

　あまりに消耗してしまうと血（潤い）が不足していくため、目が乾き、ドライアイやかすみ目といった症状へ進みます。

　スマホの後に目の周りのケア、はじめましょう。

| 漢方アロマブレンド | |
| --- | --- |
| ホホバオイル | 10㎖ |
| カモミールローマン | 1滴 |
| オレンジスイート | 1滴 |

　目の周りに塗布してホットタオルを目の上に置いて30秒ケアしましょう。

 **1月19日　歯磨きのついでに舌を見ること**

歯を磨かない人はいません。

　どうせ鏡の前に立つのだから、舌を出してチェックしてみましょう。舌はメイクできないからウソがつけない場所です。

舌は内臓の鏡。今、身体で起こっていること教えてくれます。

## 気虚

タラーンとしていたり、
側面が波打っていたりし
ます。
水分代謝も落ちています。

## 裂紋

舌表面に亀裂があります。
疲れています。
身体の中が乾いてます。
潤いくださいの信号です。

## 血虚

舌の表面に亀裂がありま
す。
たよりないピンク色で舌
の厚みも薄いです。

## 瘀血

血がドロドロ、粘性が高
いです。
表面が暗紫、舌の裏側の
静脈がぼこぼこ。ほうっ
ておくと身体に痛みが出
ます。

## 舌苔

苔がはがれている場合は
胃腸が弱っています。
消化にいいもの食べてく
ださい。

 **1月20日　皮膚疾患の方の食べ方のススメ**

　人間の欲の中でも食への欲をコントロールすることは、とて
も難しいと感じています。食欲に負けて好きなものを食べる。

今は食べ過ぎにより体調が悪くなる傾向が多く見られます。皮膚疾患も例外ではなく、紅い皮膚やパサパサしている皮膚の患者さんは、辛いものが好きな方も多いです。

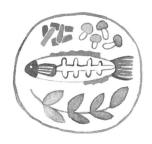

　例えばキムチに大量に使われる唐辛子は熱性なので、体内では炎症や痒み、乾きをさらに増幅させる性質の食材です。

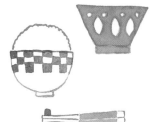

　皮膚疾患さんにおすすめは、

穀物　葉物野菜　　肉魚
　４　：　４　：　１～２　で、お出汁を用いた和食です。

特に葉物４割、やってみてください。身体が応えてくれます。

 **1月21日　鼻の大きさって、アレに関係してる！**

　香りを捕まえてくれる鼻。鼻が立派な人って周りにいませんか？
　望診（目でみて判断すること）すると、この鼻が大きくがっしりしている人って、肺の機能が高いという傾向がみられます。
　たしかに私のお客様も、肺が強くて風邪ひかないし、花粉症などのアレルギーもお持ちではありません。
　望診っておもしろいですね。

**1月22日　ニキビに悩んでいる人**

「こんな時にかぎって！」というタイミングで、ポツっと出て
しまうニキビ。

　本来なら、身体の内側からの信号なので、食べ物やストレス、
心の問題をみていく必要があるけど、そうは言ってられない！
「明日は特別な日なのよ〜！！」って時のお助け漢方アロマ。

　それはラベンダーです。ラベンダーはケモタイプで数種類存
在しているけど、そのなかでも、ラベンダーアングスティフォ
リアかラベンダースーパーを手にして、大事な日の前日の夜、
気になるポツっとしている所のみに少し付けて寝てください。
朝には少しおさまっているはずです。

> ラベンダーは涼性。心と肝に帰経し、抗炎症、鎮静、殺菌
> などの有用性があります。赤ニキビにおすすめです。

 **1月23日　性格は変えられない！　けれど体調は治せる！
　　　　　　　→そしたら性格が変わる**

　心と身体は相互に働いています。思い悩むと胃がキリキリ痛
い……。怒ってばかりの人が胆嚢切除になっちゃった……。っ
てこと、どこかで見聞きしている方もいますよね。

「気が弱い」という性格は、なにも情けないことではありませ
ん。

　単に、「気＝エネルギー」が弱いので、「補気」すればいい、

ただそれだけのことです。

「気が強い」ことは、悪いことではないけれど、ともするとイライラしやすくもなるので、気が滞らないように、巡らせる「理気」をすればいいのです。

　性格は心からアプローチじゃなくて、身体からのアプローチの方が早いですよー！

 **1月24日　"3"という数字　"11"という数字**

　数字っておもしろいですね。

　人は人生のうちで何度か試験を受けることがあると思います。

　私もこれまでたくさんの試験を受けましたが、そのほとんどの試験の受験票が3で割れるのです！　3で割れると合格率100％。

　おもしろい！　数字にはメッセージが入っているのだとも感じました。ある方から、私は「11」の人だと知らされました。

　11はマスターナンバーといって、ライトワーカーのお仕事となるそうです。

　たしかに、これまでの生き方を振り返ると、インスピレーションがくるので、そういう力を持って生まれているのかもしれません。

　漢方薬やアロマは自然からのエネルギーです。それらに毎日ふれていることも大きいし、音楽を奏でる日々というのも、見えない音を操るという点では五感が目覚めるのだと思います。

　感覚を無視しないでください。感覚を無視した生き方は病気を生みます。

**1月25日　たとえどんなウイルスが襲ってこようとも！**

　2020年、まさかのコロナウイルス！　日本のみならず世界が揺れているなーと俯瞰していました。

　手洗い、うがい、除菌といったコトバが多かったけど、あんなにアルコール消毒ばかりしていたら、手がバサバサになって、よけいに身体のバリア機能が落ちそうです。

　1つのウイルスに対応できても、また次！　また次！　なんです。

　そうやって、ずーっと新石器時代から続いているのですから、もう同じ対処はやめませんか？　というウイルスからのメッセージかもととらえてみてください。今後どんなタイプのウイルスが存在しようとも、自らの衛気（バリア）を高めるだけです。漢方的なものの見方をすると、いつも中庸でいることができます。怖いのはウイルスじゃなくて、本当は人間の方ですよー。

| 抗ウイルスの有用性をもつ漢方アロマ | 衛気力UPの漢方 |
| --- | --- |
| ティートリー、ユーカリ、サイプレス、ラヴィンツァラ、ブラックスプルースなど | 白朮、防風、黄耆で構成されている漢方など |

 **1月26日　痰湿VS瘀血　早く治るのはどっち？**

　長く体内に余分な湿（老廃物）がいると、熱を帯び粘っこい痰湿に変わります。

　湿は重いので、結果、体内の下の方へと下がり、なかなか取れないむくみなども形成。かたや、瘀血はドロドロ血みたい

な粘性の高い血のイメージ。瘀血は食べ物や心的ストレス、冷えなどが原因で形成されます。

　この2つができると、ケアするには時間がかかります。が、結果瘀血の方が先に片付きます。

　日本は、湿気が多い国のため、息を吸うだけでも湿が体内に入ります。

　そのため、痰湿を取ることは難しい!!

　むくみで悩んでいる方が多いのもそのためです。

　冷たいもの、甘いもの、油っこいもの、アルコールは痰湿のガソリンです。湿邪で悩んでいる方は極力さけていかれると楽になります。

 **1月27日　異病同治のすごさ**

　お友達同士で漢方相談を受けられました。

　Aさん「眠れないんです……」、Bさん「物忘れがひどい!」とのこと。で……結果、私が処方した漢方は一緒でした（友達同士、気が合う似ている体質でした）。

　弁証（身体の見立て）をすると、お2人とも血虚。

　血が足りないことで、Aさんは眠りに影響し、Bさんは記憶力に影響が出たのです。

　漢方薬は「証」を診て処方するため、「症状」が違っても、証が同じなら同じ漢方薬で治すことが可能です。

　「異病同治」漢方薬のすごさ、おもしろさの一つです。

**1月28日　同病異治の反応**

「ダイエット漢方」でみえたお客様方に、違う漢方薬を処方しました。

　不思議そうなお2人ですが、体質が違って、痩せにくい理由はお2人とも違うから、違う漢方処方となります。

　時々「ダイエット漢方」として、同じ処方を出されている方々がいるけれど、たとえ痩せたとしても仕上がりが「きれいではない＝健康ではない」ケースを感じます。

　あなたが手にしているその漢方、「証」を診て出されている漢方ですか？

 **1月29日　守るために存在した**

　あなたの笑う顔が、笑う声が私の支えです。

　あなたの髪はおひさまの香りがします。

　身体の健康を守ること。心を真ん中にして生きること。

　友達がいてくれてよかった。

　どんな子どもも、みんな光。

　私は、大人によって光を奪われた子どもたちに……

　香りと音をたずさえて……

　光をもう一度渡しに行きます。

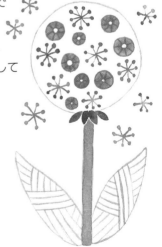

**1月30日　冬のダイエットは危ない！**

　12月の忘年会からクリスマス、お正月に新年会…とイベント続きで食べ過ぎている方も多いですよね。

　だからといって「ダイエットしなきゃ！」って、冬真っただ中の今スタートすると……春に筋がつりやすくなります。ギックリ腰も起きやすくなります。

　食べ過ぎちゃったのは自業自得です。

　ダイエットは、陽＝動の季節である春、夏の２シーズンで行ってください。

　人間も動物です。冬は収蔵の季節。

　じっとして、エネルギーをためておく季節です。

　そんな時に動いては、自然にはむかっている生き方です。

　次の季節に不調がくるので気をつけてください。

　ダイエットは春と夏にやるべし!!　です♡

 **1月31日　花粉症ケアスタート**

　花粉症は大きく分けると寒証と熱証に分かれます。

▶漢方アロマケア

| 寒証 | 熱証 |
|---|---|
| 水のような鼻水、身体が冷えていて寒邪が体内に存在する | 鼻詰まりがひどい、目がかゆい熱邪が体内に存在する |
| 〈寒証の方への温性精油〉<br>ラヴィンツァラ、ユーカリラディアタ、ローズマリーシネオール<br>など | 〈熱証の方への涼性精油〉<br>ペパーミント、ラベンダースピカ　など |

　証が違うと漢方もアロマも変わります。

　でも両方の証に取り入れてほしいのが、3つの生薬（黄耆、防風、白朮）でできた漢方薬です。

　花粉をブロックし、肺のエネルギーを強化し、衛気（バリア機能）を高め、アレルギー反応を出しにくい体質へと導きます。

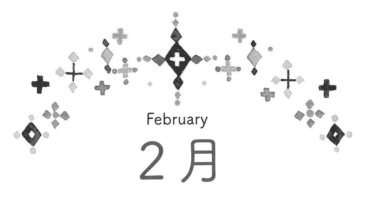

February

2月

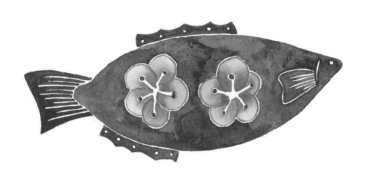

ウメ……「不屈の精神」

ストレスは実は悪者ではなくて、「嫌なら思考を変えてみて」
という宇宙からの気づきの贈り物の場合があります。
現実に起こる現象の見え方は、思考が変わると全く違う見え方
になります。
全ては自分の見方。
よりよく導かれるための出来事です。

**2月1日　生きているから心揺れる時だってある**
**　　　　 中庸へ戻るケア**

　自分自身のまん中で生きること。一番いい場所に思えます。
興奮しすぎた感情、落ちこんでしまった心、両方しんどいです
よね。でも真剣に生きていると両方に触れちゃうことがあります。

　そのことはいいけど、できるだけ早く中庸に戻れるといいな
あと思います。もっというならば、周りで起こる事象をドラマ
のようにとらえて、眺めていられるような自分になれるといい
ですよね。

| 興奮しすぎた感情に | |
| --- | --- |
| フランキンセンス1滴 | |
| サンダルウッド | 1滴 |
| ベチバー | 1滴 |

| 落ちこんでしまった心に | |
| --- | --- |
| ネロリ | 1滴 |
| ベルガモット | 1滴 |
| レモン | 1滴 |

ロールオンアロマをつくりましょう。
ホホバオイル10mℓに上記の精油3滴

　気分を切り替えたい時に、手首やデコルテに塗布してみてく
ださい。

 **2月2日　ハートで弾く　歌う**

　決していい声じゃなくても、ミスタッチの多いピアノであっ
ても心を動かす演奏があります。奏者の想いが気迫という「気

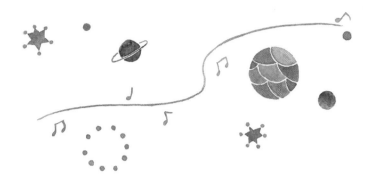

のエネルギー」によって聴く人の身体に入りこむのでしょう。

　音楽、歌、音は見えないエネルギー＝「気」。
　宇宙＝気＝音楽とするなら音楽は宇宙です。
　気持ちが沈んだ時は好きな歌を口ずさんで。広くて深い宇宙
につながります。沈んだ気持ちが薄らいでいることに気づける
はずです。

 **2月3日　旅先で必ず寄るのは市場**

　旅が好きです。友人と一緒の旅行も、フラーっと出かける一
人旅も。民族音楽を学びにバリ島へ。お料理を習いにソウルに
……。龍に会いにダナンへ。私はその国の市場が大好きで独特
の香りと活気ある音に"生"を感じます。キムチや全ての料理
がおいしくて食べすぎで口内炎になったソウル。熱が出そうな
体調になりました。はしゃぎすぎたのでしょうね。ホストファ
ミリーに口内炎をみせたら液体の薬を綿棒でつけられ一瞬にし

て口内炎がなくなって熱もひく……という体験。唐辛子の洗礼。唐辛子の性は熱性です。お肌が痒みをもっている時や、乾燥肌の方、注意してください。食べ物での悪化はとても多いです。

 **2月4日　何もしたくないのは気が空っぽになったってことだけ**

　やる気が出ない時……「私ってダメだなあ……」と思ってしまったことある方、その原因のほとんどが性格のせいではありません（もし性格のせいだったとしても、性格って体質からきている面をもっているため、根本が変わると違ってきます）。何もしたくないのは、あなたの体内にエネルギー＝「気」がなくなっただけです。気は主に食べ物で作りますが、気が空っぽの場合は、食べ物だけでは補うことが遅いので、漢方薬をプラス！　気を補う漢方薬がいっぱいです。サポートしてくれます。

 **2月5日　乗り物にはもう酔わない！**

　車、バス、飛行機に船……。せっかくの旅行やおでかけで乗り物酔いはしんどいですよね。乗り物酔いする方って、体内に痰湿といって不要な物質（老廃物）を持っている方が多いので、普段から食生活は腹8分目生活で体内環境を良くしておくことが大切です。「でもそうはいってもね」という方へ、「ペパーミント」の

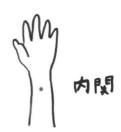

内関

精油をティッシュに１滴。鼻と口を覆って深呼吸。そのティッシュは大切に近くへ置いて……。「内関」のツボを刺激しましょう。乗り物酔い緩和に良いツボです。私もこのケアで苦手な船に乗れました♡ぜひ、お試しください。

内関：前腕、手首のしわの真ん中から指３本ひじよりの所

 **2月6日　ユーカリぞうきんのすすめ**

　畳のお部屋にゴローン。そんな瞬間が好きです。畳のお部屋は掃除機をかけるだけですか？　だとしたらユーカリぞうきんがおすすめです。

## ユーカリぞうきんの作り方

1　きれいなぞうきん１枚用意（乾いている布）
2　広げて均等にユーカリの精油を10滴たらす
　ユーカリグロブルスがおすすめ♡
3　そのぞうきんで畳を乾拭き

〈ユーカリの清涼感ある香りが最高の和室の演出〉
抗菌、抗ウイルス作用を持つユーカリでクリアな空間ができます。
梅雨時の畳にもとっても有効的なユーカリぞうきんです。

**2月7日　当帰は女性を救う**

　漢方の世界では「当帰」という生薬を用いた漢方薬はとても
多く存在します。

| | | |
|---|---|---|
| 当帰芍薬散 | 芎帰膠艾湯 | 当帰養血湯 |
| 補中益気湯 | 温清飲 | 当帰建中湯 |
| 十全大補湯 | 当帰四逆湯 | 四物湯　　など |

　当帰はセリ科の多年草です（根っこを乾燥させたもの）。主
な働きは補血、鎮静、鎮痛、強壮。血を補い、巡る力を活性化
させます。女性は血に左右される生き物。栄養がたっぷり含ま
れた血を潤沢に持ちしっかり巡っていれば不調から離れられる
ケースがとっても多い。ご自身をサポートする当帰を含む漢方
薬を知ることは、セルフメディケーションの時代には必須だと
思っています。

 **2月8日　悩んでいる時ほど動くといい**

　この世界には陰陽の世界がみられます。

　男女、昼夜、上下、内外……心理状態もです。ポジティブ・
ネガティブ。ある現象に変化をもたらしたい時には陰陽転化さ
せる方法をとるとてっとり早いです。生きているととても「悩
む」時があると思います。その時身体はどうなっているか？
というと、「身体（足）は動かず＝（静の世界）＝陰」「頭だけ

がグルグル動いている＝動の世界＝陽」これが悩んでいる時に起こっていることです。この状態から離れるには陰陽転化させること。足を動かしましょう。外に出てウォーキング、ランニング、プールで泳いでみる。そうすることで頭が静の世界へ。頭が沈静してスッキリしたり冷静な判断ができるようになったりします。

 **2月9日　先をみること　1歩をみること**

　夢や理想を語ることは簡単。でも多くの人が「いつか○○したい」といった感じです。でも現実は変わらない。いや、「変わらない」ではなくて、本当は「変えない」ってことを潜在意識で決めているだけなのです。これは実は悪いことではないのです。変えないってことは、現状が一番幸せ♡って潜在意識がいっているだけのこと。どうしてもやるんだって決めていることだったら夢を語る以前にきっと黙って行動しています。そう、「チャンスの神様は前髪しかない？　イヤ前髪すらもナイ！」のです。行動しはじめると夢がすごーく遠く感じる瞬間があります。そんな時は達成した場所を見据えながらも、目線を少し落とし、今日やるべき小さな一歩だけを進めることに力を注いでください。それを毎日やるだけです。魂が「やる！」って決めていたら、それはどんなことでも叶います。魂の力はとても強い。それを信じて小さな一歩を毎日です。一歩がしんどい時もやってきます（私もそうでしたから）。そんな時は補気して自分の軸をもう一度確認するサポートが上手な、「サンダルウッ

ド」のアロマを手首へ。キャリアオイルで希釈してロールオン
の容器に入れ持ち歩きます。あなたが生まれた意味へサンダル
ウッドは連れていきます。しんどくても一歩が出るはずです。

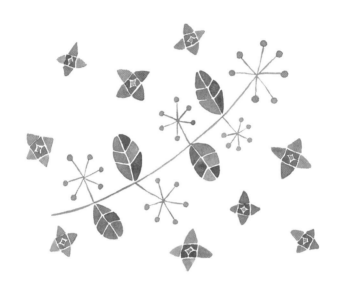

 **2月10日　ランナーケアのオイル**

　朝ラン、筋トレ……。何度も甘えが出てしまう。三重県伊勢
神宮の前やおかげ横丁を走り抜けられる人気のお伊勢さんマラ
ソンに毎回エントリーしています。10㎞ or ハーフマラソン。
これが苦しい。「歩きたい」……。途中歩いているのか走って
いるのか分からない速度になります。とはいえ私は仲間と一緒
にエントリーすることが楽しいのです。走る前はイランイラン

とジュニパーベリーのアロマブレンドオイルを、太腿や腕に塗っておきます。イランイランは筋肉痛を和らげる、ジュニパーベリーは鬱滞除去、筋肉痛緩和、むくみ予防などの有用性があります。走り終わったら水目桜かウインターグリーンのアロマを塗布しておきます。どちらも抗炎症、筋肉痛緩和の有用性があります。サリチル酸メチルが主成分のため、湿布薬の香りがします。このアロマケアで次の日の筋肉痛地獄からは逃れられます。走り終えたことが次からの自信につながります。頑張りって裏切らないのです。ランニング⇒スポーツ⇒運動。今ある運をより動かしたい時は「運動すること」＆「アロマケア♡」です。

 ## 2月11日　深夜に働いている方へ

　夜は陰、昼は陽。陰は眠る。陽は動く。この陰陽バランスに合わせて多くの人が生活してます。その反面……夜、それも深夜眠らずに働いている方がいらっしゃいます。助かっている面はみんなが感じている所です。でも身体はそのうち悲鳴を上げます。私もそうでした。2年2カ月の間深夜にドラッグストアで働いていた時は身体や心がパサついたのを覚えています。夜に働いている方は血が疏泄（きれいに代謝）されにくく、瘀血が発生しやすくなります。潤いもなくなるため、髪の毛や皮膚などが乾いていきます。なので夜勤から戻られた際は、「活血」「補腎」「滋陰」の漢方を取り入れてしっかり眠ってほしいと思います。あなたの代わりは世界中探してもいないのですか

ら。大切にしてください。

 **2月12日　長生きへの興味は**

　中医学の歴史をみてみると、漢方は"不老長寿の妙薬"だと
分かります。長生きは今も昔も永遠の憧れ、テーマなのでしょ
う。その妙薬を扱う私ですが、私自身長生きに興味がありませ
ん。それより毎日を大切に生きることを繰り返しているだけで
す。みなさんがもし、長生きしたい！　と思うのであれば、
「補腎」「活血」です。精の蔵である「腎」を補って、血管のサ
ビを作らないこと。ここに不老長寿を叶えるヒントがあります。

 **2月13日　カレーは薬膳料理**

　インドカレー、ネパールカレーにスリランカカレー、タイカ
レー……そして日本のカレーライス。今やカレーは各国のソウ
ルフードじゃないかな？　と思えます。カレーライスを作る時、
カレールウで作ると私は少しお腹が重たく感じます。スパイス
で作るカレーはそんなことは感じません。カレーをスパイスで
作る時、こだわればこだわるほどにスパイスの種類は増えるか
もしれませんが、基本はたった３つです。

| スパイス | 性味 | 働き |
|---|---|---|
| ターメリック（ウコン） | 辛・苦／寒 | 理気、活血、健胃 |
| コリアンダー | 辛／温 | 発汗、健胃、活血 |
| クミン | 辛苦／温 | 健胃、解毒、肝強壮 |

　基本のスパイスの働きをみるにつけカレーって薬膳だって思います。

　性味を見るとカレーに用いるスパイスのほとんどが温や熱の性味ですが、ウコンは寒です。少しは陰陽バランスが取れるかもしれませんが、身体に熱邪が存在するような疾患の方は、カレーはしばらくお休みした方が、身体が改善しやすくなります。

 **2月14日　なんくるないさー**
**　　　　方言の効能**

　生きているといろんなことがありますよね。何もかもイヤになって投げ出したい時やそんな自分にイラだってしまう時。言葉にできない気持ちをもてあます時も……。
「なんくるないさー」は沖縄の方言。

　私がいっぱいいっぱいだった時、沖縄出身の方がそう言ってくださったのを覚えています。「なんくるないさー」の音の響きに、心の温度を感じます。「どうってことないさ」と「なんくるないさー」は似て非なるもの。方言には底力がある。方言のすぐ後ろには、

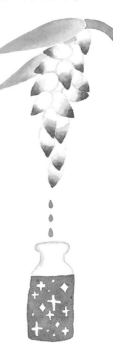

その土地のエネルギーがくっついてきてバックアップしてくれる。方言ってすごいって思えます。

　ことば同様、香りも見えないけれどバックアップが強い。和精油の種類も豊富な今、大好きな土地のアロマの精油を手にしてください。きっと細胞レベルで元気になれるはずです。私は文旦のアロマが好きで文旦は和名が「ザボン」。ザボンの一種である晩白柚は私が生まれた土地、熊本のミカンです。

　「嗅覚＆聴覚」子どもの頃にかいだ香りや聞いたコトバのニュアンスは、大人になってからも私たちをバックアップするのだと思います。

 **2月15日　100点の出来なんて苦しいよ**

　漢方相談をしていて思うのは、真面目な人ほど病気になっていて、いい意味でいい加減な人はほどよく元気だなーっていうことです。「こうあらねばならない」といった見えない鎖のようなものでつながれている人は自分で自分を不調の方へと導きます。"こうあらねばならない"ことは一つもないのです。全てが自由です。100点の出来を求める生き方なんてほんとつまらない人生だなーって思います。いろいろ失敗するから、光が生まれるのです。100点取る抜け目ない人なんて魅力「ゼロ」です。だから安心してください。いい加減が一番光っていますし、一番健康でいられますから。

## 2月16日　声を使ったら……（会議にカラオケに）

　世界で一番いいって思える音楽は、中学生が本気で歌う合唱です。中学生って子どもでもないし大人でもない。だから荒けずりで純粋な音楽を奏でられるのかもしれません。中学生が本気で歌ったらまず大人は涙します。なぜだか分からないけれど、中学生が本気で歌う合唱は人の心を打つのです。歌のレッスンでは指導者側は歌わないで聴くこと、そして声や感情、テクニックの判断やアドバイスが重要であるといわれますが、私はそうは思いません。みんなと一緒になって歌う、ライブ感のあるレッスンが好きです。そうなると一日数時間歌うことになります。

　そんな時は「余甘子、桔梗、真珠、銀耳」などの入っている漢方で、のどケア。飲んだ瞬間から粘膜の修復、保護を感じます。だから一日中私は歌っていられるのです。声を使うお仕事の方、お試しください。

 ## 2月17日　幸せになる勇気をもつために

　毎日患者さんと接していて気づいてしまったことがあります。「身体の不調を治したい」、「今の心の状況から抜け出したい」のに改善に向かわない方には……実は潜在意識に、「治らないことが安心という意識」が多くの場合存在していることに。イヤなことでも長年やっていれば身体や脳は慣れちゃうのです。だから今の状況より楽になることが逆に想像できない。想像で

きないことは怖くなっちゃうのです。そう。ずっとしんどい想いで生きているとしんどい方が楽になります（人間ってある意味すごい）。だから幸せになるって決めたら前の思考に戻らない勇気をもってください。香りでサポートします。

**勇気をくれるアロマたち**
ローズオットー
ゼラニウムブレンド

どちらもゲラニオール作用で
幸せホルモン活性化♡
お部屋で芳香浴してみましょう。

 **2月18日　ローズのひみつ（ローズオットー）**

　150種類ほどのアロマの精油が店内にありますが、その中でもローズは大変高価です。水蒸気蒸留法では3トン超えのローズから1kgほどの精油抽出量です。精油1滴にものすごい量のローズのエネルギーが入っていると思うと、この香りに魅了される方が多いのも納得します。

　紀元前ではエジプトの女王クレオパトラもローズファン。沐浴に用いたり、身体に塗っていたりしていたそうです。成分をみると心や身体に働きかける分子が多く、その中でも弾力回復、収斂、抗炎症といったスキンケアに大変有用性がある成分を多く含みます。香りも女性に好まれるため、一見、女性性を高めるローズにも思えますが、私はなぜかローズには男性性を感じます。古代より権力者のそばにローズの存在があったからでしょう。

そういった意味ではローズは人前に出るリーダータイプの方に似合うのかもしれないなあと、感じています。

 **2月19日　小びんに入っている精油たちのパワー**

　小さなびんに入っている精油には無限ともいえるパワーが宿っています。植物は自らを守り抜くため、優れた成分、エネルギーを秘め存在します。その植物を蒸留し生まれた精油たち。薬ではありません。薬以上の存在だと私は感じます。成分が一定しないため生きていると思えます。"アロマが大好き"そう思っている方は人間の方からアロマをジャッジしているように思っているかもしれないけど、実はアロマの方からその人を見ている結果にすぎません。アロマが好きな方は選ばれた人です。なぜなら精油は人によって香りを変えてきます。私はそれをそばでみていて、感じています。いい香り出す時とそうではない時と……。精油は全てお見通しなのだと思います。

　精油の力を信じてください。精油はきっと応えてくれます。

 **2月20日　鏡をみてシリーズ……最近クマがとれない**

　寝不足で目の下のクマ……はよくあるパターンです。では寝不足ではないのに、クマがなかなか取れないのは？　それは瘀血の仕業です。瘀血は心身にトラブルを起こす物質で、そのトラブルは多岐にわたります。瘀血が原因でクマがある方は、例えば高級エステやスキンケアをしてもなかなか改善しません。

体内に活血化瘀の漢方を、そしてお顔にはフランキンセンス、ラベンダーアングスティフォリア、クラリセージのブレンドオイルで1日1〜2回ケアします。ケアが始まると、クマだけでなく他の不調も一緒に片付いていきます。異病同治のいいところです。

 **2月21日　ゆるさがいい**

　きちんとしている人（しすぎている人）が苦手です。100%完璧なものを求める人も苦手です。きっとそれはいろんな意味で危険をはらんでいる雰囲気を感じとるからです。100%なんてムリですよ。ゆるーく生きる。これが健康のヒケツです。「いい加減」が最高を生み出すのです。

　いろいろなことがうまくいかない時、心が頑なになると身体も連動して硬くなり、ますますしんどくなります。心が揺れ、精神は疲れ、感情のコントロールができず、涙したり、逆にヒステリックになったり、やる気が消失したり……。そんな時のアロマは「メリッサ」です。別名レモンバーム。レモンのような香りで理気していきましょう。

| 漢方アロマレシピ | | 入浴剤としてお風呂へ |
|---|---|---|
| メリッサ | 2滴 | （2〜3回分） |
| カモミールローマン | 2滴 | **メリッサの有用性** |
| マージョラムスイート | 4滴 | 鎮静、鎮痙 |
| キャリアオイル | 20㎖ | 抗菌、抗ウイルス |

 **2月22日　しんどくて座りこんだ時のコトバ**

　漢方薬店の開業の際に店舗管理者になる必要があり、私は昼間ずっと自分のお店でアロマのお仕事をしているため、空いた時間の深夜に実務研修をしました。ドラッグストアで2年2カ月、1回も休まず働きました。身体も心も限界で、しんどくて1度だけドラッグストアで思わず座りこんでしまったことがあります。その時に自分をダメだと責めず、「しんどいよね……」、「ゆっくりでいいよ」、「立とうね」って心の中で自分に伝えていました。生きている中でしんどい時は自分をダメだと思わないでください。認めてあげていいと思います。自分の最大の味方は自分ですから。深夜勤務を終え、自宅でおふろに入って必ず漢方薬を飲んで、次の日に備えました。漢方薬があったから1日も休むことなくクリア。みなさんにもご自身に合うお守り漢方をもっていてほしいと思っています。

**2月23日　鎮痛薬が離せない人に**

「1週間に1回は飲んでいます」と鎮痛薬が手離せない方がいらっしゃいます。鎮痛薬は即効性もあり、つい手を伸ばす気持ちはわかりますが、薬に依存することにもなりかねません。痛みは身体からの信号なので、根本ケアが必要なのはいうまでもありません。

▶痛みのパターン

### パターン①　気滞

ストレスなどで気の滞りが原因の痛みです。イライラや落ち込みがあり、肩コリや頭痛、月経痛など起こしていきます。リフレッシュできると痛みは緩和されます。漢方アロマトリートメントで、気持ちを和らげることが向いているタイプです。

漢方アロマ：ベルガモット・ラベンダー ang.
　　　　　　クラリセージのブレンド

### パターン②　瘀血

血液の粘性が高く、痛みがしつこい傾向にあります。よく同じ所にコリや張りが出て、しこりのようなものがあるケースも。活血化瘀の漢方薬と運動で改善をはかります。

漢方薬：タンジン・シャクヤク・モッコウ

センキュウ・コウカ・コウブシ

## パターン③　水滞

もともと胃腸が弱かったり、食べ過ぎてしまう傾向の方にみられます。身体がむくんでいたり、甘いものが好きな方が多いのもこちらのタイプです。食生活に気を付ける養生が重要で、入浴は必ず、浴槽に浸かって軽く汗を出すことをおすすめします。

漢方アロマ：パチュリ・サンダルウッド
　　　　　　オレンジスイートのブレンド

## パターン④　気血両虚

声や動きに元気がなく、エネルギーが少ないため、改善するスピードも遅く痛みが慢性的です。運動は軽いストレッチ程度にして、しっかり食べて寝るという基本を守り生活することで身体に必要な物質ができやすくなります。

漢方薬：オウギ・ニンジン・ゴシツ・カラトウキ
　　　　　トチュウ・ハゲキテン・リュウガンニク
　　　　　ロクジョウ

それぞれ用いる漢方やアロマが違います。

　毎月鎮痛薬が手放せない方、そろそろ根本の部分からケアを始めましょう。

**2月24日　やっぱり物は心を知っている**

　小さな車に乗っています。ある日スーパーの駐車場で、大きな車と接触しました。相手がぶつかってきたのです。外に出て車をみてみると、私の車は少しへこんでいました。相手の車はバンパーがへこみ、それだけでなくエンジンをかけると変な音がしているようでした。その後は保険会社を交えてやりとりをしたのですが、大きな車にぶつけられてもとても強かった小さな愛車に感謝した出来事です。物にも全て命が宿っていると私は思います。「気」があるのです。そして私たちからの「気」をしっかり物はキャッチしています。漢方薬やアロマがよく作用する方は服用や塗布する際、ちょっとした喜びの中で行っています。やっぱり物や植物は、人の心をみているのだとしかいいようがありません。

 **2月25日　失敗は大したことない**

　「成功」の反対は「失敗」ではありません。成功の反対は「何もしないこと」です。「成功」と「失敗」は常にセットで動きます。一見失敗とみえたとしても、そこから改善することで成功がやってきます。だからセットです。もしやりたいことがあるのなら、失敗したらどうしよう……と思わずやることです。命は有限です。「〇〇ができるようになったらやろう」「失敗したくないからもう少し勉強してからにしよう」と思っていたらもしかしたら命の期限の方が早く来るかもしれません。失敗が

恐いという恐れが多い場合、「腎」が弱い傾向があります。腎を補いながら思いっきり人生にダイブしてみてください。失敗はほんとたいしたことない！　って思えるはずです。

## 補腎の食べ物

黒米・黒きくらげ・黒ゴマ・昆布・羊肉・椎茸・松の実

クコの実・くるみ・山芋・もち米

銀杏・牡蠣・ショウガ・シナモン・ニラ　など

 **2月26日　食べる時に思うこと**
**おばあちゃんが食べていたもの**

食事をとる時、頭で食べていませんか？

ビタミン、ミネラルなどの栄養素、薬膳的な思考。とても大切なことだと思っています。だけど頭で食べる傾向の方で、意にそぐわない食べ物構成であった時など、心がざわつく方がいて、食べた後に「罪悪感がある」と表現されることがあります。他にも「罪悪感のないスイーツ作り」といったイベントを見たこともあります。正直信じられない気持ちになりました。「食べられる」ということに感謝の気持ちがないからです。とても食べ物に対して傲慢な言い方だと思います。

心を使って食べることで人は健康になるのだと私は祖母を見ていて思いました。祖母は97歳で亡くなる前日まで、自宅でごはんをおいしく食べ、お酒をたしなむ女性でした。とても知的で頭がシャキッとしていました。お肉（トンカツ）の脂身も

「もったいない」といって食べていた祖母。大丈夫かな……って周りが思っても祖母はありがたいという気持ちで食べていました。だから祖母の身体の中では脂身も悪さしなかったのだと思っています。亡くなる前日はおもちを食べてお酒を飲んで、いつものように新聞読んで、そして次の日にスッと亡くなりました。食べる時はやっぱり頭で計算ではないのです。心で食べることだと思います。

 **2月27日　好きなことは結局苦しくても誰も見ていなくてもやっている**

　深夜ドラッグストアに勤務し始めた時、分厚いマニュアルファイルを渡されました。私は活字を読むことが好きですが、マニュアルが読めないのかもしれません。何度読んでも日本語の意味がわからない……行動に結びつかない。興味がないことに脳はシャッターを下ろしているようでした。逆に好きなことはずっとやっていられます。漢方やアロマの本は一日中読んでいられるし、ピアノや歌を歌うことも長時間でも平気です。苦手なことは努力しようと思いますが、イヤな事柄はサッサと離れることにしています。「好き」を伸ばしていったほうがいい生き方に繋がるように思えたからです。マニュアルは

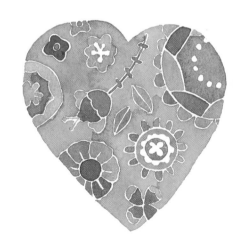

イヤでしたが、ドラッグストアをやめなかった理由はただ一つ。その先にあるやりたいことを強く見ていたからです。結局苦しくてもクリアしたのは好きなことへ繋がる唯一の道だったからです。でも勤務を終えた時の私は、嫌いだったドラッグストアの仕事に感謝の気持ちがいっぱいでした。人って好きなことは苦しくてもやるし、誰も見ていなくてもやっていけるのだと思います。

 **2月28日　キャリアオイル好き**

　漢方アロマの基材としてキャリアオイルを用います。たくさんの種類があるキャリアオイルの世界ですが、普段はホホバオイルが中心です。酸化しにくく、安定性が高く、保湿に富む万能キャリアだと思えます。ほかにはライスキャリア（米ぬか）、カメリア（椿オイル）をよく用います。特にカメリアオイルは、熊本県天草のオイルが大好きです。

> **ホホバオイル**
> ツゲ科ホホバの種子から抽出した液体のワックスです。そのため酸化しにくく活用しやすいオイルです。
> 浸透が比較的早く、保湿に優れているので、季節を問わず、頭から足の先まで全身に活用しています。皮脂バランスが整って、使ううちにお肌のキメが細かくなりました。

**ライスキャリアオイル**

胚芽から抽出したオイルです。浸透が良くて、肌触り
が柔らかになるので、私はフェイシャルに用いていま
す。

美白の有用性をもつ、γ-オリザノールを含んでいる
ため、シミのケアにも活躍しています。

**カメリアオイル**

ツバキの種子から抽出します。髪のケアオイルとして
でも有名ですが、フェイシャルに活用するとお肌が
潤って乾燥から守ってくれます。もちろん髪にも活用
していて、シャンプー前に頭皮をマッサージすると、
髪の毛にも艶が出て、抜けにくくなります。

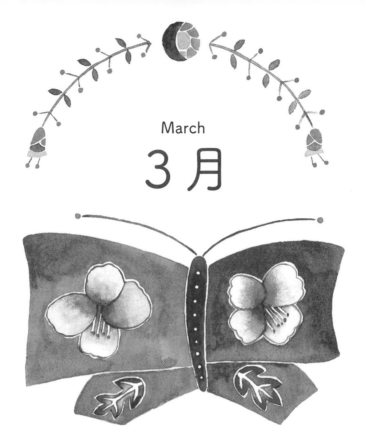

## March

# 3 月

菜の花……「快活」

どんなことに自分のエネルギーを使っていくのか。
この人生は有限だから、大切なことに時間を使って
生きていきたい。
愛をたずさえて、愛でいっぱい包んで、
生きていきたい。
しんどかったらどんどん捨てていっていい。
最後まで残るのが本物。
そこにエネルギーをそそいでみよう。
誰のためでもなく世界一すてきな自分のために。

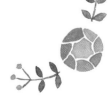

**3月1日　朝ランのテンションは**

　朝ラン（朝ウォーキング）のため苦手な早起きをするのですが、一旦外に出るとやっぱり朝の外っていいなって思います。鎌倉にある当店は海がとても近くて海辺の朝ラン・朝ウォーキングは最高です。でもここで気になるのが日焼けです。

**朝ラン前のケア**

シアバター　20ｇ
ホホバオイル or ラズベリーシードオイル　10㎖
ラベンダー ang．10滴

　　　　　　　　　　　　　　　を混ぜてお肌に塗る

**朝ラン後のケア**

１．ジェル基材にラベンダーアルグスティフォリアとフランキンセンスの精油を混ぜてお肌に塗る
２．サージオイルカプセルを４つお口へ
　※サージオイルはグミ科の植物サージから採れるオイル。抗酸化作用に優れ、シミのケアに用います。

　日焼け対策して　朝ランへgo！
「運動」＝「運」をどんどんステキに「動」かしていきましょう♪

**3月2日　山ガールで大事なこと**

朝ラン以外に時々山へトレッキングに行きます。

トレッキングウェアもお気に入りだと楽しさ倍増です。

山に入る時に大事にしていること。

どんな山でも（たとえ低い山でも）自然の中に入るから、しっかりリュックの中には備えを入れておくってことです。晴れ予報でもしっかりしたトレッキング用のレインコートやリュックのカバーは必携。シューズにもこだわるべき。自然の力、山の力は低い山でも、ものすごいパワーです。

そしてやっぱりアロマの虫よけスプレーは欠かせないアイテムです。

〈アロマクラフトの虫よけスプレー〉

〈材料〉

50㎖スプレー容器　　無水エタノール５㎖

シトロネラ７滴　レモングラス６滴

ユーカリレモン７滴　精製水45㎖

〈作り方〉

1　無水エタノールと精油を容器に入れて軽く振って
　　精油成分をとかす

2　精製水を入れて完成！！

　＊活用するアロマの精油には蚊が嫌う成分シトロネ
　　ラールがしっかり含まれています。

**3月3日　五感を磨く**

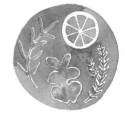

　五感「視る・聴く・触る・味わう・嗅ぐ」
に分けられます。

　もともと持っていた感覚も磨くことで感覚や感性が高まります。認知機能が衰えてきた方は嗅覚が衰えているケースが多いのですが、香りをキャッチすることでその感覚が脳の記憶や感情的な部分を刺激すると言われます。認知機能の低下は脳内の海馬の委縮で起きますが、この委縮により嗅神経の細胞もダメージを受けていきます。これを逆にとらえて五感の一つ嗅覚を磨くことは脳を健やかに導くとても有効的は手段です。

| 嗅覚磨き | |
|---|---|
| **朝☆陽のアロマ** | オレンジスイート　杉の葉<br>ローズマリーシネオール<br>爽やかな香りブレンド。脳血流をアップさせ、理気の有用性をもつブレンドです。陽の時間の活動をサポートします。 |
| **夜☆陰のアロマ** | イランイラン　サンダルウッド<br>ローズウッド<br>落ち着いた女性的な香りブレンド。補陰、安神力があるブレンドのため、眠りが深まります。陰の時間にしっかり滋養をサポートします。 |

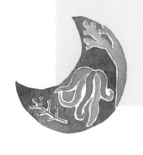

**3月4日　独歩!!　ウォーキングのすすめ**

　鎌倉では移動手段が徒歩のためよく歩きます。きっと大腿四頭筋やハムストリングス、下腿三頭筋あたりは以前より引き締まっているはずです。

　名古屋で暮らしていると車は必須です。少しの距離も車でした。今思うと、筋力は少なかったはずです。

「トウドッカツ」や「ソウキセイ」という生薬が入っている漢方薬があります。

　痛みやしびれ緩和効果をもちます。腰や膝が痛くてウォーキングなんて……と言われた方が服用されましたが、今ではウォーキングやガーデニングを楽しまれています。「痛い！しびれる！歩きたくない！」「もう年齢的に…」という流れはとてももったいないことです。ウォーキングは身体にだけでなく心にもよく作用します。漢方で改善しつつウォーキングを始めてみましょう。

 **3月5日　カエル!?　がポイント**

　どうしてこれを口にしようと思ったのだろう……と不思議なものがたくさんあります。その中の一つ、哈士蟆油（カエルの輸卵管）を用いた製品が存在します。

　油脂をほとんど含んでいません。ムコ多糖体が成分です。

　補腎益精、養陰潤肺の役割をもちます。妊活や美容目的でも活用されるため女性の味方です。

### 3月6日　本物は実は隠れている

　隠れ家的レストランとかSHOPを見つけると嬉しくなるし、美味しければ何度も通ってしまいます。看板も小さすぎてわからないほど。「本物は隠れている」って思う瞬間です。

　生徒さんが作るスイーツはお店の製品よりも美味しかったりします。ここにも、本物が隠れています。

　何も「仰々しく」「派手に」「華やかに」が本物ではないことも多いのです。認められようが認められまいが、そんなことはあるイミどうでもいいんじゃないかな……？　と思います。それらは所詮他人の軸。好きで大事にしていることを地道にやり続けることが、私は本物だと思います。

 ### 3月7日　竜の旅と小青竜湯

　ベトナムへ一人旅。ダナンを選んだのは、そこに666mの龍のブリッジがあるからです。そこに行って決心を話す旅。その次の日には偶然にもたくさんの龍が待ってるリンウン寺へホテルの方が連れて行ってくれることになりました。ベトナムから帰国した次の日のアロマレッスンは霊視者の方が生徒さんで、「先生、このお店の冷蔵庫の前に白い龍いますよ」と言われる私。どうやらベトナムからついてきてくれたようです。龍がいるお店はいいことあるって信じています。漢方にも"小青竜湯"という"竜"がついた漢方薬があります。青竜は中国では四神のうちの東の守り神。生薬も四神に分けられていて、有名な

「麻黄」という生薬も東の守り役。竜は水と縁があり、麻黄は「利水消腫薬」。よく花粉症の季節に透明な鼻水を出している方に用います。水つながりの「青竜＝麻黄」。漢方も名前の由来がわかるとより親しみがわいてきます。

 **3月8日　鏡を見てシリーズ……たるまない顔**

「お顔にお肉がいっぱいついていると、パーンとしてたるみにくい？」「お顔にお肉がないとたるみにくい？」って思われがちですが……。お顔にお肉がたくさんある方がたるむとブルドック顔に。そして、お顔にお肉がない方だって、たるんでほうれい線が濃くなります。ではどうするの？　……の答えは「脾の力」にあります。脾は消化吸収に関わる臓器で肌肉（お肌の弾力）を司るともいわれます。胃で消化された水穀精微を上部へ昇清する脾。ここが弱まるとお肉がたるんでしまいます。脾が弱まらないようにすることが、たるまない顔のポイントです。

> **脾臓が弱まらない食べ方**
>
> 腹8分目、30回噛む　甘いもの、油こいもの、冷たい食べ物や飲み物からの卒業

**3月9日　またまた龍!!　白龍とつく強い味方**

　3/7の記事も竜。今回も龍。

　はじめて口にした時の衝撃は……お世辞にもおいしいとは思いませんでした。それも水なし発泡!　ブクブクーってお口の中で広がる不思議な感覚です。

〈構成植物〉

| 余甘子　桔梗　真珠　銀耳　甘草　緑茶　ハッカ油 |
| --- |

↓

粘膜を潤わせる力をもつスペシャリストです。

「龍」が付く漢方ってやっぱり「水」「潤い」に縁があります。

　私は音楽の仕事、歌のレッスンを行っている日もあります。声を酷使してカサカサしてしまった時に活用しています。

 **3月10日　ローズウッドを初めて買った日**

　初めてアロマの精油を買った日のことを覚えています。ラベンダーやオレンジ、ペパーミントと思いきや、初めて私の心をわしづかみにしたのは"ローズウッド"でした。

　今ならなぜその時ローズウッドだったのか……理由が分かります。あの時の私はとっても気持ちが不安定な時でした。

　ローズウッドは80%以上がリナロールという成分で、漢方アロマ的には、「養心安神・補益気」などの有用性があります。

不安を持っていたり精神的に疲れていたり、ストレスがマックスな時、免疫力が落ちそうでバリア強化していたい時などにおすすめです。

　嗅覚って、的確に精神に合わせてチョイスしていると感じます。（※病気になってしまっている時の嗅覚は、ブレがある方もいらっしゃいます）

---

♪ column ♪

この本の表紙にネコが描かれています。
「なぜ、ネコ？」……それは、私の生き方の先生だからです。

人間って、明日とか来年とか、これからとか
先のことばかり考えるのだろうと、
ときどき思います。

明日のことなんて
ほんとはだれも、わからないのに。

その点、ネコって。
あるがまま。

今日のこと。もっというなら、今のこと。
今だけを感じて生きているように感じます。

しあわせな思考。

余計なことを考えすぎないこと。
それが、
身体も心も　しあわせになれるコツなんじゃないかなぁ。

**3月11日　人にも五行ってある！　五行からみる関係**

　人も生まれた日で五行が分かります。

　人の五行を相関図に当てはめると相性の関係性が「分か
るー」と妙に納得したことがあります。

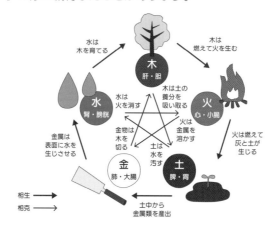

| 相生関係 | 相克関係 |
|---|---|
| 息の合う関係。仲良し。例えば……　木と火　火と土　土と金　金と水　水と木の関係です。あなたと仲のいい方は相生の関係かもしれません。 | こちらは牽制される関係です。例えば……　木は土を克し　土は水を　水は火を　火は金を　金は木を克します。あなたが居心地悪い相手は相克の関係かもしれません。 |

### 3月12日　髪を結ぶことをやめるといい春

　髪をいつも結んでいる人は春だけはやめるといいですよ。
「肝」が喜びます。

　肝はもともと伸び伸びすることが好きな臓です。春は卒業・
入学・転勤・引っ越し……など一年の中で一番肝がストレスに
さらされ伸びやかさに欠ける季節。髪をほどき頭皮をゆるめ少
しでも身体をリラックスさせることが大切です。髪をキュッと
結ぶのではなく、髪をほどいてみましょう。ほっとしているこ
とに気づくかもしれません。

 ### 3月13日　何のアロマが好きか？　五感の正しさと不確かさ

　五感を磨くことって生活のクオリティが上がるからとても大
切なことです。特に嗅覚は直接大脳へと作用するため、香りの
好き嫌いは体質を垣間見ることができます。

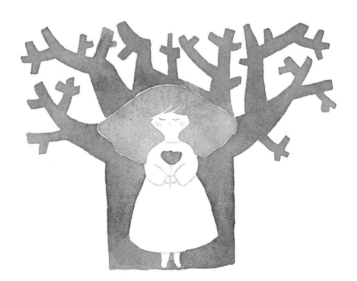

例：ストレスが高い方が好まれる傾向がある
　「ベルガモット」
養心安神・理気・健脾・疏肝解鬱　肝心脾に帰経
涼性
【成分】酢酸リナリル…30 ～ 40%
　　　　リナロール…10 ～ 30%
　　　　リモネン…30 ～ 40%

　でもすごく体調が悪い時や慢性疾患の時は五感、嗅覚もバランスを崩しています。好むアロマがいいとは限りません。五感に頼ることも大事だけど五感の軸がずれていないかを感じることも大切です。

 **3月14日　香りの好みが動く**

　"ローズオットー"という精油があります。
　ホルモン様作用を持ち多くの女性に好まれる香りです。皮膚弾力回復、お肌を潤す有用性が高く、よくスキンケア製品に活用されています。この香りを10代の方が嗅ぐと、いい香りだと思わないケースや「くさい」と言われるケースがあります。
　ご自身が好む香りや体質に合う精油は季節や気候、年齢などでも変化していきます。そういった面では味覚と似ています。香りは心と身体そして年齢や季節に合わせたオーダーメイドが一番です。

ローズオットー

【花コトバ】美しい姿　照り映え
　　　　　る容色
【漢方的働き】安神、補腎、通経、
　　　　　　行気活血、補陰
【成分】シトロネロール、ゲラニオール、ネロール、
　　　　ノナデカン

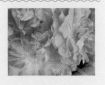

 **3月15日　ハンドケア・フットケア**

　服を脱ぐ必要もないため比較的ケアしやすい場所です。自分
をつい後回しにしている方、今日は自分のためのケアをしてい
きましょう。

① 　あったかいお湯に5分つける
② 　トリートメントオイルをつけて図のツボを押して刺激する

ハンドケア　合谷　手三里

手三里

合谷

＊合谷：手の人差し指と親指の骨が交わる場所の少し
　　　　前。圧痛点、便秘に効果的
＊手三里：肘を曲げてできるシワから指3本指の方向。
　　　　　腕の疲れ、肩こり、首こりに

## フットケア　三陰交　太谿

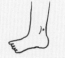

＊三陰交：足、内くるぶしから指４本上の骨のきわ。

　　　　月経痛、婦人科系トラブル全般

＊太谿：アキレス腱と内くるぶしの間。冷えやむくみ

### 精油ブレンド　ストレスケアブレンド

・ホホバオイル20㎖に

　　オレンジスイート４滴　ローズウッド２滴

　　ラベンダー ang. ２滴 をブレンドで完成。

 **3月16日　好きなコトバは"いいかげん""無添加"**

　食品購入の際には必ず原材料を見るほど素材は大事にしています。忙しいからこそシンプル調理で素材勝負。素材がいいと、ただ蒸しただけでも美味しい。素材はこだわるけど後はとてもいい加減。レシピを見ることはほとんどありません。その方が美味しい。物事って「ゆるさ」がある方がいいですね。

**心緩めるアロマブレンド**

バスオイル又はトリートメントオイルとして活用できます。
クラリセージ2滴　カモミールローマン2滴
マジョラムスイート3滴　　ホホバオイル20mℓ

 **3月17日　声質は体質を語る**

　声を聞いて診断することを「聞診」といい、声が大きい、小さい、声の高さや低さ、滑舌の良さ悪さ、息の漏れ具合……などを聞いて体質を見極めています。声質は私たちが思っている以上に体質や性格、その時の心理状態を表しています。

実証タイプ：がっしりとした体格　抵抗力が強い
虚証タイプ：虚弱体質で疲れやすい

**実証タイプの声**

声が大きい　しっかりした滑舌　芯のある声
語尾まではっきりしている。

**虚証タイプの声**

声は小さめ　細くて語尾がフェイドアウトしていきそう。
芯のない声

**3月18日　楊貴妃の香り**

　中国天津を旅した時、楊貴妃の像が立っている庭園みたいな所へ行きました。華奢というよりはふくよか。そして白いお肌。見た目を望診している限りでは肺経弱そうだなーと思ってしまった私。痰湿がたまっていそうな雰囲気を感じてしまいました。帰国して調べてみると、どうやら体臭がきつかった楊貴妃らしく体臭を隠すためか「麝香（じゃこう）」＝「ムスクの香り」を身にまとっていたそうです。

> 麝香：雄のジャコウジカの腹部　ジャコウ腺からの分
> 　　　泌物
> 漢方では気持ちを興奮から鎮静へ向
> ます。眠りの質を上げる際にも用い
> ます。

 **3月19日　好きな食べ物**
**　　　　　　嫌いな食べ物**

　漢方相談ではお食事のことを聞きます。
不調の原因の一つが普段の食事だったり
するからです。好きな食べ物をお休みす
れば治りやすい症状、苦手な食べ物を摂取すると楽になる症状は多く、それをお客様へお伝えしてみるのですが、食事改善は思っている以上に大変です。それもそうです。食欲って人間の欲の中では最大級ですから。でもずっと食べられないわけでは

ありません。お休みすると楽になります。体感してみてください。

**お悩みあるあるアレルギー**

《花粉症・鼻炎の方》の好きな食べ物

○甘いもの　○スイーツ　○アルコール　○揚げ物

○冷たい飲み物　○アイスクリーム　など

 **3月20日　ゴミのにおい**

陽気が高まって春本番です。

　私たちも活動的になりますが、虫たちも一緒です。暖かくなるとゴミ処理をしっかりしないとコバエで悩まされる……こともあるかもしれません。

**ゴミのにおい　さよならアロマスプレー**

**準備**

　①50mℓスプレー容器

　②エタノール5mℓ

　③アロマ精油

　　（もみ5滴　ペパーミント5滴　ユーカリグロブルス5滴）

　④精製水45mℓ

**作り方**

　①＋②＋③⇒シャッフル＋④＝完成！

**3月21日　眠りの前の睡眠環境作りにアロマスプレーを！**

　お部屋の演出に数種類のアロマスプレーを置いておくことを
おすすめします。玄関用、トイレ用、リビング用、そして寝室用。

　就寝前にお部屋に３プッシュ。枕に１プッシュ。春は心の
アップダウンが多い季節です。

　質のいい睡眠へと誘います。

---

**作り方**

①50㎖スプレー容器に10㎖ほどエタノールを入れる

②精油を入れて軽く振る　マートル８滴

　　ラベンダー ang. ６滴　　　ローズウッド６滴

③精製水を容器上まで入れて完成

---

**マートル精油**

フトモモ科の植物

すっきりした中に柔らかさをプラスした香りです。

呼吸を深めるため、眠りが深くなる有用性があります

---

 **3月22日　脱ファンデって最高**

　マスク生活を経験し、マスクにファンデーションが付くから
と、脱ファンデした方もいらっしゃると思います。私はもとも
とファンデーションを使っていません。ちなみにUV商品など

も使っていません。何度かトライしてみましたが……（もちろんノーファンデが肌に良いとも限らず紫外線をはじめ外的刺激から守ってくれることも分かります）。私は洗顔の後は、アロマを用いたスキンケアを行っています。UVカット剤の代わりはシアバターです。シミはほぼありません。皮膚疾患（ニキビ・アトピーなど）でお悩みの方、外用しているスキンケア製品を見直してみると案外、楽になると思います。

 **3月23日　弁証は素朴でクラシカル**
**永遠につづく身体を診る方法**

　日本で暮らしていると、役所から毎年のように自宅に届く、健康診断やガン検診の案内。多くの方が検診を受け、早め早めに病の芽を摘もうとされます。未病先防ですよね。検診で何か病が見つかった場合、治療や場合によっては手術を選択する方もいらっしゃいます。このような選択をする方にとっては、ご自身を大切にし、命をしっかり生きるための検診なのだと思います。それとは真逆ですが、検診を受けない方、場合によっては手術は拒否し別の治療法を選択する方々もいらっしゃいます。こちらもご自身の命を大切にしている選択だとも思えるケースです。

　漢方の世界では、「弁証」といって身体を外側から観察し、声を聞きにおいを利き、触れて脈を取り、舌の状態を探る……といった身体の見立て法が確立しています。人間が行う弁証は機械ではないため、精密ではない場合もあるとは思います。でも私は患者を自分自身の目で診て、時に触れて、心で向き合う

からこそ、その方の心身の状態や崩れているバランスを感じ取れるものじゃないかなと思っています。決して機械ではマネのできない角度で人に入っていけるのは、人間の行う弁証法なんじゃないかな……と思っています。私はこの素朴でクラシカルな弁証法が素敵だと思っていて、身体を見立てていく最も安心な方法だと思っています。

 **3月24日　はちみつとアロマ**

　はちみつをアロマクラフトに用いることがあります。アロマローションを作る際、少しだけ先に基剤の一つとしてはちみつを入れるとはちみつの抗酸化作用でお肌を乾燥から守り、皮膚表面の軟化作用としての利点がプラスされます。また、はちみつは抗菌抗炎作用がみられ、虫歯の予防にも活躍。はじめ聞いたときは驚きましたが、夜、歯磨きの後に上質なはちみつを歯に塗って寝ています。はちみつ効果は無限にあるため今後も新たな活用を見つけていこうと思っています。

 **3月25日　レモングラスで足浴　水虫ブレンドをお渡し**

　ドラッグストアで働いていた時、季節の移ろいで目玉商品が替わっていき棚替えが結構大変でした。夏に向かっていく時、一番目立つ棚には水虫薬が並んでいきます。仕事上たくさんの方へ水虫薬を販売しましたが、アロマを用いたケアがおすすめです。水虫は女性の方も実は悩んいでる方が多いのですよ。

〈水虫ケアの有用性をもつアロマブレンド〉

レモングラス　3滴

シナモンリーフ　2滴

ティートリー　3滴

キャリアオイル　20mℓ

**用途**

①ブレンドオイルを足浴剤としてポトポトお湯に入れ
　5分足浴

②その後ブレンドオイルを患部に塗る

 **3月26日　シソの様々な効能　漢方・アロマ**

　シソは生薬では「紫蘇葉」。五性が温なので身体を温めます。又、五味は辛に属し、気が滞っているものを動かし発散させるエネルギーを持っています。そのため、風邪の症状や胃腸の不調などに用いられています。漢方アロマでもシソの香りを時折用います。主に肝の気が停滞（ストレス強）していて食欲が落ちてしまっている方、食べたいのだけど食事が喉を通らないほどに思い詰めている方へ、芳香浴としてのご提案をしています。気の結まりが取れておなかが鳴る方もいます。

漢方アロマ的ブレンド

シソ・サンショウ・ユズ・ショウガ
をティッシュに1滴ずつ落として深呼吸してください。

漢方でいう半夏厚朴湯みたいな働きがみられる漢方アロマブレンドです。

悩んでいて食事がとれなくなっている方、頼ってみてください。

 ### 3月27日　辛いもの好きのお肌

「辛いもの大好き！」「キムチ毎日食べています！」なんて、目をキラキラさせてお話しくださるのだけど、ちょっと待ってください。「お肌パサついていませんか？」辛いものは血行促進や気血の巡りUPといったいい面も持ち合わせていますが、大好きだからといって毎日食べている場合は体内の熱を生み、発散の力が働き余分な発汗を引き起こします。余分な汗のもとは体内に必要だった潤い成分です。それを頻繁に出してしまうことで、そのうちお肌がパサパサ乾燥しやすくなります。刺激の強い食べ物はクセになると思いますが、乾燥で悩んでいる方は見直してみましょう。

 ### 3月28日　風邪をよくひく人の漢方・アロマ

　風邪をこじらせ長引いて……やっと治りかけてきたら咳だけ残ってしまう。風邪から喘息に発展してしまう……。と咳に悩まされると、体力を奪われていきやすくなります。咳をすることで一緒に体内の気（エネルギー）も出ていってしまうので早

目にケアが必要です。

**漢方では…**

紫蘇葉、半夏、陳皮、前胡、桂皮、当帰、厚朴、大棗、
生姜、甘草

＋

**こじらせた咳への漢方アロマブレンドでは…**

・サイプレス４滴
　（収斂のパワーを持ち、気を収めてくれるお手伝い
　が上手）
・ゼラニウム２滴　（潤いを補うことが得意）
・ローズウッド２滴　（抗ウイルスの有用性があり、
　身体を守る）
・キャリアオイル 20㎖
※ブレンドオイルをデコルテラインに塗布しましょう。

 **3月29日　ネコとアロマ**

　犬は人の100万倍以上、ネコは20万倍以上、凄いとしかいい
ようがない嗅覚です。香りのお仕事をしている私にとってワン
ちゃん＆ネコちゃんの嗅覚は魅力的です。いつもアロマをカバ
ンに入れている私は持ち物にだんだんアロマの香りがついてい
くのでしょう。親戚の家にいくとそこで飼っているネコが私の

カバンの横から一歩も動きません。表情をみていても鼻の下を伸ばして息をしているように見えて可愛いです。

　アロマの香りは大変成分が細かく体内で代謝され最終的に解毒されますが、犬、ネコ、ペットは人間より体が小さいため負担になる可能性も否めません。もし、ご自宅にペットがいたら、アロマの保存法に留意してアロマライフを楽しんでいただけたらと願います。

 **3月30日　ご褒美お風呂　アロマで演出しましょう**

　シャワー派な私ですが、時々湯船に浸かってお顔にアロマオイルパックをしています。朝から夜までずーっと働いた日もたっぷりのお湯にドボーンと浸かっています。

　お風呂はアロマで演出するにはもってこいの場所です。温度と蒸気（湯気）があることでアロマの揮発がスピードUPして何ともいえないゴージャスなお風呂タイムとなります。

---

**和の香り**

ヒノキ　2滴　　クロモジ　1滴　　ユズ　2滴
キャリアオイル　10㎖　　　湯船に入れてください。

---

**オリエンタルな香り**

イランイラン　2滴　　サンダルウッド　2滴
キャリアオイル　10㎖　　　湯船に入れてください。

**3月31日　お花が腕の中に来る瞬間**

　花束って人を元気にしますよね。色、そして香りから来るエネルギーで誰もが思わず笑顔になります。今日はお花を自分のために買って帰るのはどうでしょうか?

　花のエネルギーで補気。自然と植物は寄りそってサポートしてくれます。

| エネルギーが不足し補気が必要な方の特徴 | |
| --- | --- |
| ・疲れている(疲れているように見える) | |
| ・歩くスピードが遅い | ・顔にハリがない |
| ・食欲が落ちる | ・休みの日は寝ている |
| ・声が小さい | ・あまりしゃべらない |
| ・人に会いたくない | ・よく風邪をひいている |
| ・クヨクヨ悩みがち | ・朝が苦手 |
| ・食べたらすぐ眠くなる | |

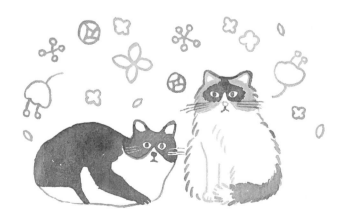

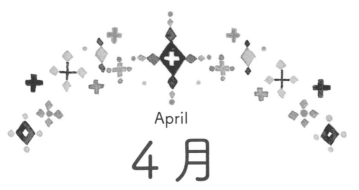

April

# 4 月

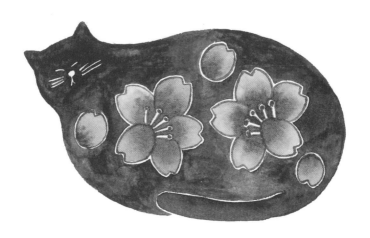

**桜……「優美な女性」**

「許せないこと」「やるせないこと」「〇〇がダメ」……
目の前のそういった現実をありのままに見て、
そしてジャッジをやめる。
どうしようもない想いですらも許してみる。
許すことでほっとした時、
また一つ、愛でできたステップを昇っていると気づくかも。
その時のあなたの笑顔はきっと穏やかなお顔だと思います。

**4月1日　桜を見て想う　ドキドキの鼓動へ**

　中学校で音楽教師として働いていた時は、桜が好きではなかった私。桜が満開の頃って学校はとにかく気ぜわしい。新しい生徒たちや先生たちと新たに人間関係の構築をし流れを創り出すことはエネルギーが必要で、ちょうどその頃に桜が咲く。だから私は今もまだ桜を見ると緊張してしまいます。きれいだとは思うけど緊張の方が大きく、未だその気持ちはなくなっていません。桜のアロマは一般的な水蒸気蒸留法ではとれませんが真空抽出法で精油ではないエッセンスが抽出されます。多幸作用があるとされるサクラのエッセンス。嗅覚刺激で心の中をリセット。ドキドキしないで桜をきれいだなぁと思えるようになりたいです。

 **4月2日　ホットタオルでアロマのシップはすごい！！**

肩こりや腰痛にとってもおすすめのアロマのシップです。

> ①フェイスタオルをぬらしてレンジで熱々に温める。
> ②アロマスプレーをかけて首や腰にタオルをあてる。
> ＊アロマスプレーの作り方　p.70参照

　まるで温泉にでも入ったかのように気持ちいいアロマシップです。病気やケガなどでお風呂に入れない時、気分を変えたい時など、一度やるとやみつきになります。長時間パソコンやス

マホで疲れた時は、目の上もおすすめで
す。

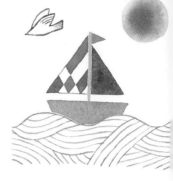

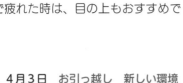 **4月3日　お引っ越し　新しい環境
になじむまでのストレス**

　2022年４月、鎌倉で活動スタート。
名古屋からの移転。しばらくワクワクとドキドキが入り混じる
日々。転勤族であれば、これが人生に何度もやってくるのだ
なーと思いを巡らせます。いつもと違う環境は、知らず知らず
の間にストレスで、そのストレスが肝の気滞を起こします。自
覚していない場合もあるけれど、４月は心身ともにストレスが
多い時期です。お守りのアロマをいつもそばに。そんな時「プ
チグレン」はいかがでしょうか？　ティッシュに１〜２滴、お
部屋に置いておきましょう。

> **プチグレン　　　ミカン科**
> 【漢方アロマ的有用性】養心安神、疏肝理気解鬱、健脾
> 【成分】酢酸リナリル、リナロール、α－テルピネ
> 　　　　オール、ゲラニオール、リモネン　など

 **4月4日　突破**

　周りからアドバイスがくるとありがたいですが、その通りに
するのではなく、自分の直感を使った行動で新しい扉が開きま

す。突破すると見える世界って、依存のない自己責任の元で立ったときで目の前に現れるのだと思います。突破には腎の力が必要です。腎は精をためておく蔵的な臓。腎に精が十分満たされていたら、息切れすることなく、走り続けられます。人生って長距離走。補腎していった人が理想にたどりつきやすいですよー。

---

**補腎のアロマブレンド**

20㎖のホホバオイルに希釈して身体に塗布しましょう。

補腎陰……潤い不足（ほてり・のぼせ）
ゼラニウム３滴　　ローズウッド３滴
サンダルウッド２滴

補腎陽……寒がり・動きたがらない
ジュニパーベリー　２滴　　ジャスミン　１滴
シナモンリーフ　１滴　　ジンジャー　２滴

---

 **4月5日　旅に持っていこう！　ラベンダー**

　精油と一緒に旅をする。これまでもこれからも……。でもたくさんの精油は持てないですよね。私はどんなに長い旅でも、荷物がとっても少ないのが理想です。そうなると精油は１本。だったらそこは「ラベンダースーパー」です。

ラベンダースーパーの有用性

シソ科　涼性　肝心脾肺帰経
【成分】酢酸リナリル　リナロールを含有
【有用性】養心安神　疏肝活血、通経、生肌、補益肺気
興奮した気持ちを和らげ、各種ウイルスから身を守る
有用性。心身両方のケアができます。

旅先では…
・キャリアオイルに希釈し、日やけしたお肌に塗る
・ホテルのお部屋でティッシュに１〜２滴
・お風呂に１〜２滴

 ４月６日　なんで今なの？　赤ニキビに対応

「こんな時にかぎって!?」と目を疑いたくなる、赤いポツっ
としたニキビ!!　それも鼻の上だったり、鼻の真下だったり、
ありえない（隠しようのない）部分にという経験、ありません
か？　そんな時は、やっぱりラベンダー ang. のアロマです。
患部に１滴付けて眠ります。そうすると朝には赤みがひいてく
れます。これはラベンダーに含まれる鎮静、抗炎症、殺菌成分
のおかげです。漢方アロマ的にも五性が涼なので、赤みには性
味も合っています。いざという時、何かと助けてくれるラベン
ダー ang.。１本持っていてください。

**4月7日　何が何でも入浴は正しいのか？（足浴のススメ）**

　お風呂はつかる方がシャワーよりに良いと思っていませんか？　たしかに湯船につかることで血行が良くなる、老廃物が流れやすい（むくみ解消）、疲労回復、気持ちを緩めリラックス効果、眠りの質が上がるなど、良さがたくさんあります。でも全員が全員にいい健康法はありません。特に、皮膚疾患さん、アトピー性皮膚炎の方などは、皮膚に赤みが強くて、痒い！っていう時は、体内に熱がこもって身体が興奮している証拠です。痒みのもと（老廃物）がたくさんあって悪さをしています。そんな時湯船につかって温めてしまうと、お風呂上がりに痒くて痒くて眠れないことにもつながります。皮膚炎が落ち着いてきたら入ればいいだけのこと。紅みや痒みの際は、シャワーで十分ですし、冬場はプラス足浴をしてみるのもおすすめします。お風呂から上がってもそう痒みは増えないはずです。昔からいいといわれている健康法も、寒証なのか熱証なのか、今のご自身のお身体の状態に合わせて入浴されることが大切です。

 **4月8日　花見でお酒　これ必要！**

　お花見でお酒を飲む機会があると思います。仲間と飲んでいるうちに楽しくて飲みすぎ、次の日に二日酔い……なんてことにならないように最強のお花見、飲み会セットをおすすめしています。その一つはカワラタケとマンシュウグルミを用いてあります。肝機能のバックアップがみられます。現にこれを飲ん

でいるお客様が、「次の日もおいしくお酒飲めるわー」といってらっしゃいました。「その使い方正しいのか?」とお客様と大笑いした出来事でした。

### 4月9日　目で香りをとらえているのだ!!
### 　　　　嗅覚よ!　よみがえって♡

　漢方アロマスクールでの授業の1シーン……。学んだ精油たちの中から「これ何ですか?」と目を閉じた状態で香りをあてていくレッスンがあります。一本一本の香りの特徴が強いため主にお花の精油で行います。目をあけた状態で嗅ぐと、香りの違いが明確ですが、目を閉じた途端、生徒さん方、ざわざわされます(笑)。人は目から約85%以上情報を得ています。そしてなんと嗅覚は4%弱という……。嗅覚は大脳にある古典的な脳、大脳辺縁系に影響を与えます。そこは記憶や感情、本能を司る脳です。嗅覚が衰えると認知機能などにも影響します。嗅覚を磨いていくことで　生き方のクオリティがupします。アロマでお手伝いできます。

### 4月10日　ドラッグストア時代のマニュアル
### 　　　　　興奮の夜は酸棗仁湯

　私は本を読むことが好きですが、唯一苦手で読めないものが取扱い説明書とマニュアルです。ドラッグストアはマニュアルがいっぱい。読んでも脳がシャットアウトするので、興味がないことが覚えられず店長に「バカですか?」と言われる始末←(ひどすぎる)。だから2年2カ月の研修は緊張の連続でした。

だから深夜自宅に帰ると精神が張りつめ興奮していて、疲れ切っているのに眠りに落ちることに時間がかかったのです。困って飲みはじめた漢方薬が「酸棗仁湯」。酸棗仁、茯苓、川芎、知母、甘草で構成されていて、鎮静や安眠などに向いています。酸棗仁湯ってすごいのです。あんなに興奮していた私の脳は、スーっと眠りの中へと導かれました。過酷な2年2カ月を無事終わり、漢方薬店を営めているのは、酸棗仁湯がいてくれたからです。

 **4月11日　救急箱作り　漢方＆アロマ**

　しんどい時にすぐのお手当て。お家にいざという時の漢方薬とアロマを置いてください。深夜のドラッグストアで働いていた時、多くの方がお薬を求めてしんどそうに深夜来店されていました。それではお手当てとしては遅いです。邪気（不調のもと）はタイミングが重要で衛気（体のバリア）を突破される前にケアすることがポイントです。だからすぐ手の届く所に漢方＆アロマを置いておくことをおすすめします。風邪薬、頭痛薬、下痢、食べすぎ飲みすぎ、胃もたれ、を5日分ずつでも置いておきましょう。アロマはティートリー（温性）とラベンダーang.（涼性）の2本は必須です。

 **4月12日　その方のイメージで香り作りのお仕事**

　香りをプレゼントされることは花束をいただくこととウキウキ度が似ています。オリジナルブレンドで完全オーダーメイド

の香りを作るお仕事を依頼されます。

〈完全オリジナルな香りオーダーの漢方アロマ的組み立て方〉

○作ってほしい香りの全体イメージをコトバにしていただく

○その方の体質を弁証（見立て）する

○BF（ブレンドファクター）、香りのノート、成分、禁忌、四性、帰経、有用性、バランスをみて3〜8種の精油とブレンド

○ロールオンの容器にうつしかえて完成

完全オーダーメイドな香りは、お守りみたいな存在です。手首に塗ってご自身の演出をしてみてください。

 **4月13日　ユーカリラディアタ派？　グロブルス派？**

ユーカリはとても種類が多く、精油も多く出回っています。その中でも代表格「ユーカリラディアタ」「ユーカリグロブルス」。両方とも、成分としてオキサイド類の1,8-シネオールを含有します。この成分は去痰、粘液溶解、抗ウイルスなどの有用性をもち、グロブルスには80〜90%、ラディアタは60〜70%ほど含まれています。とても鼻通りをよくする、すっきりシャープな香りで、含有量の多いグロブルスの方がよりきれのよい香りです。2種類とも「鼻づまり・花粉症・風邪（寒症）」などによく用いますが、グロブルスの方は、刺激が強いため安

全性を考えラディアタを選択する方もいます。ちなみに私はできるだけスピーディにケアしたいのでグロブルス派。刺激が強くても安全な活用法を知れば本当に心強くサポートしてくれます。一度2種類ともご自身で確かめてみてください。体感が一番答えをくれます。

 **4月14日　文旦の精油　ラベンダー精油　自らで実験**

　柑橘類で一番好きな文旦。四国の果樹園さんから届いた文旦の精油、さっそく手にしました。フタをあけた時の感動、その日お風呂にポトポト入れてみました（香りが好きなので、調子に乗りすぎて入れすぎていました）。湯船につかって1分もたたず、全身にジリジリビリビリと皮膚感作が起こりました。すぐに上がればよかったのだけど、私の実験魂に火がついてしまい、そこからガマンすること1分。全身ヒリヒリとなりシャワーして上がりました。身体をふいても全身痛いのです。そこでラベンダーの有用性を思い、身をもって試しました。身体の左側半分のみにラベンダー ang. を塗布し、右側はそのままにしました。結果……15分も待たずして左の痛みは緩和されたのです。それが分かって嬉しくて右側にもその後塗布し、痛みがおさまり眠れました。危険なのでみなさまにはやめていただきたいのですが、今回ラベンダーの精油のすごさを身をもって知りました。ラベンダーの鎮痛力、鎮静力はハンパなかったです。

**4月15日　名前がきれい！　涼＆華「良薬口に苦し」**

　身体の余分な熱を瀉（しゃ）すとして「涼」「華」という文字が使われる製品があります。アトピーで皮膚が赤い、痒い方にも用いますし、花粉症で目が真っ赤で痒みがある方にもお出ししています。配合されているのは、金銀花、野菊花、蒲公英、紫花地丁、龍葵の五種類です。少々苦いのですが、解毒ってこの"苦み"という味が重要で、解毒薬のほとんどはこの苦みをもっています。皮膚が痒い方に飲んでいただいた際「苦いけど美味しい」と表現されました。身体が欲する味なのでしょうね。

 **4月16日　鼻血をよく出している小学生いますか？**

　朝、鼻血をよく出す幼児や小学校低学年の児童はいませんか？　実は私は小１の頃よく朝学校で鼻血を出していました。たいてい１限目は黒板の下あたりに寝っ転がって授業を受けていたと思います。血は本来、血管の中を流れている物質なのですが、血管から漏れ出してしまう理由の一つに脾気虚が考えられます。脾は統血を司るといって、血が勝手に漏れていかないように血管を管理しています。これが弱いと血がよく漏れて鼻血が出やすくなったり、あざができやすかったり、不正出血しやすかったりします。脾の養生として栗をおすすめします。栗は弱った脾に帰経し止血の有用性としても用います。おやつに栗、いかがでしょうか？

**4月17日　Ｓ字結腸　レモンの出番です**

　便秘にも様々な原因が存在します。根本治療は必要です。でも苦しい時って早く対処したいですよね。そんな時アロマでケアします。活用する精油は"レモン"。これを対処的に用いて（君薬的活用）、その他の３種類の精油（臣・佐・使薬的活用）を根本ケアできる精油としてブレンドしていきます。レモンは漢方アロマ的に通利大便の有用性があるととらえ、肺と脾に帰経し津液を生むとされます。キャリアオイルで希釈しお腹まわりへ塗布してケアしていきましょう。

〈便秘対応有用性漢方アロマブレンド〉

君薬的に……レモン　３滴

臣薬的に……グレープフルーツ　２滴

佐薬的に……パチュリ　２滴

使薬的に……ローズマリーとフランキンセンスを１滴
　　　　　　　ずつ

キャリアオイル　20㎖

①お腹まわりを時計回りにクルクルさする（きもちいい圧で行う）

②最後にＳ状結腸あたりを少し強めの圧でグッグッと押して刺激を与える

### 4月18日　宇宙で起こったこと

　無条件に愛されたかったのに、ただそれだけなのに叶えられずに、何度も輪廻転生をくり返す魂。陰と陽が一つとなり完全な球体となる。男女も陰陽があり、人体が小宇宙であるとする漢方の世界。お互い自分の魂が求める陰陽があると感じる。その魂と統合し、完全な宇宙に戻れるまでくり返されてきた生まれなおし。長い間ずっと探しつづけていたのだ。本当の陰陽が一つになった時、大きな光へとなる。この陰陽一つは、自分一人でもなすことができる。自らの中にも陰陽は存在する。陰の中に陽があり、陽の中にも陰が存在するのが人だと思う。

　漢方はただの医学ではなく哲学と感じることがある。きっとただの医学だったら私はこんなにも魅力を感じていない。自分の陰陽バランスを整えること。目の前に起きている事象を、ただただ、バランスの整った中心で眺めていくこと。いちいち周りの状況に、心を奪われないこと。本当に大切なことは、外側にはなく、全て自分の中にあるから……。

 ### 4月19日　イランイランの立場になって物申す

　イランイランはマレー語で「花の中の花」。香りは妖艶さと可憐さが入り混じった、魅惑的なイランイランです（生のお花にはほとんど香りはなく、蒸留することで香りを放ちます）。イランイランが他の花たちと大きく異なる点は太陽の方ではなく、下を向いて咲いているところです。もともと熱帯に存在す

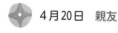

る花。美しい黄色、細い花びら、レースが重なり合っているように咲きます。この花の前に立ち、エネルギーを感じ取ります。のぞきこまないと花の中が見えません。イランイランは……内に秘めた大事なもの、人にふれられたくはなく、守り抜く大切な想いを持っています。だからでしょうか。構成成分が多岐にわたり、とても複雑な香りの重なり合いです。人をあるイミ惑わせてしまう……。意地悪でそうしているわけではありません。全てを見せればいいわけではありません。奥ゆかしい所、謎の部分、誰にもふれさせない域、女性性を高めるイランイランから学ぶことは多いと感じています。植物は偉大です。

〈イランイラン情報〉

バンレイシ科　花から抽出

【漢方的な有用性】養心安神、通経、補陰、補血

【成分】酢酸ゲラニル、酢酸ベンジル、安息香酸ベンジル、ゲルマクレンD、リナロール
　　　　α－ファルネセン

### 4月20日　親友

　私は大学の時、親友を亡くしました。一緒に夕飯たべて「明日ねー」って別れた帰り道の出来事でした。数カ月間、涙があ

ふれ続ける夜をすごしました。でも外では普通の生活をしているかのようにふるまっていました。今思うのです。しんどいのに平気な顔をしてがんばって生きている人がたくさんいるということを。少しでもそれを感じることができたなら。その方の手を優しくアロマで包めるといいなあ……と。あの時の私に必要だったのはあったかな手だったと今は思えます。もし今、しんどくても笑っているあなたへ。少しずつで大丈夫。心は必ず再生できる。信じて。

〈心の深い所へ入っていくアロマブレンド〉
マンダリン　4滴　　ローマンカモミール　2滴
プチグレン　2滴　　キャリアオイル　20mℓ
やさしく手や腕をさすっていきましょう。
呼吸がゆっくりしたスピードになり、楽になります。

 **4月21日　精油！　精油！　精油！**

　精油はいったい世界に何種類あるのだろう。と、アロマ関係の書籍や辞典、インターネットなどで調べてみました。私が持っているアロマの辞典では最高で400種の記載があります。多いなーと思いつつも、実際当店にある精油の種類はその本の中には見当たりませんでした。全ての精油の種類を1冊にまとめ上げている書籍は見当たらず、世界中には多くのそして全て貴重な精油があるのだと再認識します。精油のもとになるのは

植物です。成分を調べたことがある方なら誰でも気づかれると思いますが、ほとんどの精油が共通して抗菌、抗ウイルス、抗真菌という有用性を持っています。植物が自らを守り抜くために持ち得た、ものすごいエネルギーです。精油って、「精」＝「エネルギー」の油、って書きますね。その解釈もいいけれど私は、「精」＝「聖」のエネルギーも加わっているのが精油だと思います。貴重な１滴。命を感じて活用してほしいです。

 ### 4月22日　更年期って言葉でごまかさない

　漢方相談でよく聞くことばに「更年期ですから……」があります。確かにホルモンの減少に伴って、汗が止まらなかったり、冷えたり、気分の浮き沈みがあったりと、人によっては様々な不調が出ます。でもほとんど何も感じずスルーする方もいらっしゃいます。

　ひとくくりに「更年期だから」とせずに、ご自身を大切に、もう一度心身をみるきっかけであってほしいと思います。共通ケアとして身体の陰陽のバランスの崩れを中庸にもっていくことと、補腎活血をテーマに養生します。

〈生薬を発酵した１包…美味しいです〉

冷えが気になる方へおすすめです。

【構成生薬】黄精、枸杞子、ニクジュヨウ、人参
　　　　　　女貞子、陳皮、桂皮、海馬

**4月23日　田七の本名は「三七」　この子はスゴイ!!**

　田七人参というウコギ科の植物。一般的に田七、田七といわれますが、本名は「三七人参」といいます。主に活血（血の巡り）、止血の効果を期待されています。止血ときくと、血を止める？　と少々不安になる言葉のニュアンスをもちますが、止血とは「勝手に血が漏れ出ない」という意味があります。ちょっとしたことで内出血したり、不正出血があったり……。意図しない出血に対応します。

　血を巡らし止血という、まさに血の好きにさせない！　という気合をこの田七に感じていて私は頼りにしています。

> 〈田七人参情報〉
>
> サポニンを多く含んでいて滋養強壮、肝臓の養生、血管力の向上が期待されます。打ち身や捻挫、内出血で患者さんに用いましたが、経過がとてもよかったです。私は転んで左の手首のヒビ……という経験をしましたが、その際もこの田七にお世話になりました。

 **4月24日　経絡をなぞっていると分かること**

　十二の正経と八の奇経が存在する経絡は、頭のてっぺんから足の裏まで身体に存在する気血の通り道です。ここを漢方アロマトリートメントでは母指でなぞったり経穴に圧を入れたりす

るトリートメント法を、全体の中の一部として取り入れています。先日、なるほどなーと思える言葉に出会いましたが、それは「経絡は邪気の通り道」というコトバです。セラピストとしてものすごく腑に落ちる表現でした。

　経絡を母指でなぞっていると滞っている場所では、ボコボコとした感覚や指をよせつけない感覚が起こります。まさにそこに邪気が存在し気の巡りをはばんでいます。正気vs.邪気。邪気の勢いが強いと不快な症状へと進みます。毎日の経絡ケアで巡りのいい身体をつくることが可能です。

> ### 〈腕にある心の経絡〉
> 就寝前にアロマブレンドオイルを塗布して、心経絡：腕の内側（手のひら側）を脇から小指に向かって優しくさすりましょう。
> 上質な睡眠へと誘います。

 **4月25日　夢を食べる動物　獏と漢方**

　中国の伝説の動物「獏」。獏は邪気払いの生き物として悪夢を食べるといいます。悪夢をみる方にその時の心身の状態をお聞きすると、ストレスがそこには存在しています。そして、そのストレスを食欲に任せて暴飲暴食してしまっている方が多く見られます。

　半夏、茯苓、生姜、陳皮、竹筎、枳実、甘草、黄連、酸棗仁

の生薬などを用いた漢方は、不眠、不安感、憂鬱、胸やけ、消化力低下などに用います。ストレスで肝胆経絡に気の詰まりを生じたり、食事量が多くなった方で悪夢でうなされる……なんて方はお試しください。

　ちなみにこの漢方は、パッケージになんと"獏"が印刷されています。これを思いついたデザイナーさん、遊び心があってすてきですね。

 **4月26日　ツボは私を呼んでいる**

　漢方アロマトリートメントの手技の中に経絡（ツボ）にアプローチする場面があります。レッスン中にツボの位置をお伝えする際"指〇本上の〇〇骨のきわ"なんて言葉にして説明するのだけど、人の身体って一人として同じではないから、本当は"技ってコトバではなく盗むもの"だと思っています。

　ツボはトリートメント中に私を呼ぶし、「押してほしいな」というエネルギーでそこに存在しているので、思わず「ホラ、ここ！」って生徒さんにお伝えすることもあります。その際生徒さんがキョトン？　とされることがありました。ツボをみつけるには何度も実践し腕を磨くしかない世界です。

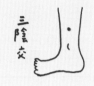

〈三陰交の経穴〉

女性のみかた、三陰交。

冷えをはじめとする女性の不調に用います。

足の内くるぶしから指4本分上、骨のキワです。

 **4月27日　漢方を飲む　カップへのこだわり**

　漢方薬の中にはシロップ状のものがあります。女性だったら毎日飲んでほしいと思う、補血活血漢方。このとろんとしたシロップに熱いお湯をかけて私は朝飲みます。身体が満たされて一日頑張れます。毎日の漢方を飲むカップにこだわってみるのもいいですね。マグカップやお湯のみ、何でもいいけどお気に入りを一つ、漢方用カップにしてみてください。同じ漢方でも効き目が違ってきます。これ本当。やっぱり『心が喜ぶ』っていいこと起きますよね。ちなみに私は"九谷焼の小さなお湯のみ"がお気に入りです。

 **4月28日　カレーとローレルアロマ　　　　　　アロマでカレーをつくる**

　アロマの精油が常に150種ほどは存在する店内にローレルの精油があります。

〈ローレル〉

クスノキ科　　葉枝から抽出

【漢方アロマ的有用性】　養心安神、健脾和胃、益気肺腎

【成分】1.8 シネオール、サビネン、α－ピネン、
　　　　　酢酸テルピニル、リナロール、β－ピネンなど

　このローレルを嗅いでいたら精油でカレーを作ってみようと
興味が湧き作ってみました。

　スパイスの精油は多く存在します。コリアンダーにクミン、
ブラックペッパー、ショウガ、カルダモン。蓋を開けて全体を
嗅ぐとカレーです!!　スパイス系の精油は健胃的有用性があ
り、お腹が空く香りです。食欲不振の方ぜひお試しください。

 **4月29日　アロマにふれる手に惚れるお客様の目**

　漢方アロマトリートメントでは最初に弁証といってお身体を
見立てていき、その後精油選択へと進み、ブレンドオイルを2
〜3種類ご提案させていただきます。その際私が精油の瓶を手
にしていると「とても愛情もっ
てさわるのですね」とお客様か
ら言葉をいただきました。
私の癖でもありますが、1
つブレンドオイルを提案
した後、すぐに次のブレ
ンドオイルにいかず、1

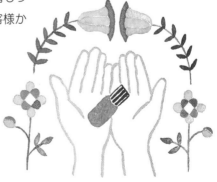

つ目の精油たちに一度蓋をします。開け放しにしません。精油
は生きていて、酸素とふれることが苦手です。だから蓋をして
しまいます。精油はパートナーですから大事にしたいです。

〈精油はこんな状況が苦手です〉
- ○　空気に触れている時間が長い
- ○　紫外線のあたる所に置かれること
- ○　湿気がむわーっしている空間
- ○　温度の高い所や火の近くにいること
- ○　精油の瓶が倒れた状態で保管されてしまうこと

 **4月30日　鶴と亀じゃなくて「鹿と亀」が人気です！**

　鶴は千年、亀は万年、といわれ長寿ですから縁起のいいもの
とされます。長寿がいいものかどうかは様々な意見があると思
いますが、生きている間はいい状態で時間を過ごせたらと思う
のです。そこで、必要なケアは補腎です。

　腎は精＝エネルギーの蔵があるとされます。五臓の中では人
間が生を受けてから最後にできあがる臓器で、最初に衰える臓
器といわれています。

　生薬に、鹿の角と亀の甲羅があります。とっても高価な生薬
ですが補腎の力がハンパなくあり、私も１包飲むと疲労回復を
感じ、そこからまた仕事しています。どうしても身体が休めず
しんどい時のお守りです。

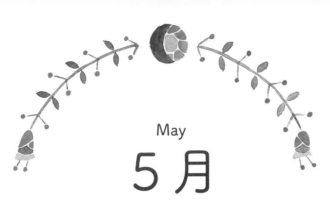

## May

# 5月

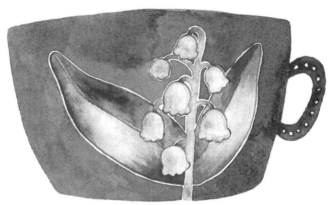

**スズラン**……「再び幸せが訪れる」

自分に優しくしてあげる。
がんばった自分へプレゼントをする。
だれかのために頑張るとか、
人に好かれようとするとか、
相手を優先するとかは、しんどいよね。
自分に軸を戻そう。
自分のために、
自分ができることに力をあげて。
時間をつかってください。
できる範囲でゆっくりでいいから……。

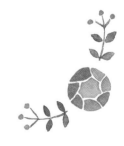

**5月1日　男性も　朝から元気！**

　更年期は男性にもあります。

　「海馬」が構成生薬の一つである漢方。

　虚弱、慢性疲労、やる気が起きない、病中病
後、食欲が出ない、血色が悪いなどの症状が見
られたらお試しください。

　大切なのは自分の心と身体です。

> 海馬＝タツノオトシゴ
> 強壮、強精に優れた生薬です。

 **5月2日　入院している方へのアロマ**

　床ずれ、褥瘡は本人もご家族も悩みどころです。

　私の祖父は長い年月、寝たきりでした。その当時私は小学生
だったので、アロマのことを知りません。あの時、今のように
アロマがあって私がケアできたらなあと思います。

> **漢方アロマが救世主に**
> ①　スプレー容器　50㎖
> ②　エタノール　5㎖
> ③　フランキンセンス　5滴……生肌力を持ち、傷の
> 　　　　　　　　　　　　　　　ケアや抗真菌などの

有用性

ティートリー　５滴……皮膚のケアや殺菌、化膿
　　　　　　　　　しているようなお肌にも

④　クレイ　３ g

⑤　精製水　45㎖

①＋②＋③＋④＋⑤＝床ずれケアスプレーの完成です。

 **5月3日　揚げ物していて油がとんだら**

　揚げ物調理の際、油がとんだ箇所を水で冷や
しただけで終わらせていませんか？

　それで放っておくとシミになるのでは？

　特に手の甲に油ジミ……は、ない方がきれい
です。

　そこはラベンダー ang. の出番。

　速攻、塗布してください。

　いつまでもその白い手、守ってあげてください。

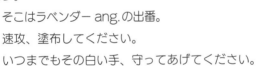

**ラベンダー ang.**

シソ科

【漢方アロマ的有用性】肝心帰経／涼性

　　　　　　　　　　養心安神・補気補血・清熱・理気

【成分】酢酸リナリル・リナロール・テルピネン-4-

　　　　オール・β-カリオフィレン・β-オシメン

日焼けの応急処置に向いています。やけどやヒリヒリ
した痛みをケアし、やけどの跡を残さないように鎮静
力をもつ精油です

 **5月4日　雨降り前や台風の時　頭痛が起きる方いませんか？**

　雨が影響している頭痛は、身体の中にいっぱいゴミ＝老廃物
＝痰湿が存在している証拠です。

　アロマではパチュリを登場させるケースです。

　お風呂に入れて余分な湿を出しましょう。余分な湿は食べ物
から生まれます。腹8分目生活で湿を生まない工夫をすること
で頭痛が軽減されます。

〈湿を追い出すお風呂でアロマ〉

キャリアオイル　10mℓ　＋　パチュリ　2滴
　＝お風呂のお湯に溶かしてのんびり湯船に。
　　　パチュリ　シソ科
　　　【漢方アロマ的有用性】心・脾帰経／平性
　　　　　　　　　　　　　利湿健脾
　　　【成分】パチュロール・α-ブルネッセン
　　　　　　　α-ガイエン・α-ガイエン
　　　　　　　β-パチュレン
　　　　　　　パチュリは漢方生薬の「藿香
　　　　　　　（かっこう）」です。

お腹にくる風邪、吐き気、嘔吐、下痢など湿邪が邪魔するトラブルに力をくれます。

 **5月5日　五感の目**

情報の約8割以上は視覚から。
大切な目のために、できること3つ。

| ① 薬膳茶 |
| --- |
| 緑茶 |
| ＋ |
| クコの実 |
| ＋ |
| 菊花 |
| |
| とてもきれいな |
| お茶です！ |

| ② 漢方 |
| --- |
| ジオウ |
| サンシュユ |
| サンヤク |
| タクシャ |
| ブクリョウ |
| ボタンピ |
| キクカ |
| クコシ |

| ③ 漢方アロマ |
| --- |
| カモミールローマンの |
| 精油で肝の経絡を |
| トリートメント。 |

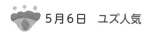 **5月6日　ユズ人気**

アロマの精油、ユズ。

みんなが笑顔になる香り。

この精油が苦手っていう人、私は見たことありません。

　植物の実から抽出する精油って上の方になるから、気持ち上向きになります。

　上にある気（エネルギー）がくっついてます。

　色も元気になる気をもち、形も丸のため気持ちも丸に。

> **ユズ**
>
> ミカン科　トップノート
>
> 【成分】d－リモネン・α－ピネン・γ－テルピネン
>
> 【有用性】温性／肝心脾帰経
>
> 　　　　　疏肝、理気、養心安神、補気、活血、補陽
>
> 日本産の木の精油ととても相性がいい和精油です。ほっと心が喜ぶ香りで活用度の高い精油。アロマ初心者さんにも受け入れられやすいです。

 **5月7日　血圧ってどうして上がるの？　&対策**

高血圧の理由の一つは瘀血。

心は身体の細部まで血を送ろうと圧を上げてまで、自分を守

ろうとしているのです（なんてけなげな……ありがたい！）。

　それなのにお薬で血圧操作するだけだなんて、身体に申しわけないと思います。

| 活血化瘀薬（血の巡りを改善） | 漢方アロマ（補血・活血の有用性） |
| --- | --- |
| タンジン、コウカ、シャクヤク、センキュウ、コウブシ、モッコウ | イランイラン ラベンダー ang. |

で根本ケアを始めましょう。血圧が安定しない方、いい香りに包まれながら毎日の血圧養生、おすすめです。

 **5月8日　漢方って美容にもいいのです！**

　漢方ライフを始めたら、お肌ワンランクUPなんてことはよくあることです。

　中医学や薬膳って、もともと皇帝さんの不老長寿を願っている面をもち、その理論も取り入れ発展した漢方は身体や心が健やかになるサポートが上手！！

　お顔は身体の一部。きれいにならないわけがないのです。

　漢方美容、朝の一杯がお肌を変えます♡

〈補血・活血　心と身体、そしてお肌に潤いをもたらす漢方〉

当帰・川芎・地黄・芍薬・甘草

黄耆・茯苓・党参・阿膠

**5月9日　皮膚をなでること＝脳のためにも良い**

外胚葉が細胞分裂すると皮膚と脳を形作っていきます。

脳と皮膚はもともとの出身が同じです。

ということは……皮膚をなでることは脳をなでること。

そうなんです。「究極の癒し」がそこにあります。

泣く子も黙る。怒っている人も落ち着く。

皮膚をなでることは私たちが思っている以上の効果を秘めています。全ては癒しから始まる。


アロマの精油をブレンドして、大事な自分にふれてみましょう。

あなたの大切な人にも、ふれてみましょう。その瞬間から脳は喜び、そして思考の世界を変えていきます。

安定した幸せの脳をつくり、思考が変わると現実がより良いものへと変化し始めるはずです。

 **5月10日　ゆるゆるな自分が好き**
**　　　　ゆるゆるが結局一番強かったりもする**

アロマの精油で精神面のコントロールサポートが可能です。


ゆるゆるガールになるサポートアロマ

　気をゆるめるマンダリン＆ラベンダーアロマでリラックス


ギリギリガール

　ぜったい間に合わせる事柄がある時

シャキッと頭を働かせるペパーミント＆レモンのアロマ

集中ガール
　脳血流upでローズマリーシネオール＆バジルのアロマ

　プレゼン、発表会など本番はゆるいほうがやっぱり強い！！
緊張しやすい方、本番に弱い方は、香りを味方につけてください。応援してくれます。

 **5月11日　ヒルだった！！**

　皮膚がぼこぼこしている痒疹などの皮膚疾患時は、一刻も早く改善していただけたらなあと思っています。
　私はその際「ヒル」を活用したりします。
　そうあのヒル！！　で強力にお肌にアタック！

> ヒル＝水蛭
> 強力な駆瘀血、通経
> 固まっているものへのアタックがう
> まいです。

　取り入れる際は、その皮膚のぼこぼこを打ち砕くイメージで飲んでください。イメージも身体を作り変える重要な要素です。

**5月12日　とにかく眠る前に塗る＆笑う　セットでベッドへ**

心が中庸であることは一番強いかなと思います。

心を真ん中にもっていって（たとえ何があっても）、一日を終えること。周りで起こっている事象にいちいち自分の大切な心をもっていかれないで。

心の芯の部分に愛がいっぱいあることを、思い出してください。

その想いや願いが叶おうとまたはそうでなくとも、あなたの本質は何も変わらない。愛がいっぱいってことは変わらないのだから。眠る前に手首にアロマをつけて、横になってください。今日も一日おつかれさま♡

**手首にアロマ**

夏はラベンダー

（涼性・養心安神）

＋微笑む＝中庸

冬はラヴィンツァラ

（温性・養心安神）

 **5月13日　カモミールティーはローマン or ジャーマン？**

精油のカモミールは、ローマンとジャーマンではまるで違う色と香りです。有用性も当然違います。

ではハーブティーにすると？

私たちが飲んでいるおいしいカモミールティーはジャーマンのほうです。リラックスティーとして眠る前のお茶のイメージですが、他にもストレスからくるお腹の不調や風邪予防、アレルギーの対応などでも力を発揮します。

ローマンカモミールティーも一度飲んだことがありますが、苦みが強くてお世辞にも美味しいなんて言えない味です。

ローマンカモミールはアロマでは甘い香りなので不思議です。

 **5月14日　場のもつ気　自分を上げる場所**

私たちは、場の空気（清気）を肺で取り入れ腎に納め、その「気＝後天の精（エネルギー）」を使って生活しています。

空気にはその場の気が付いているので、できることなら"心地いい"と感じる場に身を置くことが大切です。

とはいえ、生活していると時には嫌な気の場面に遭遇することもあるかもしれません。

そんなときは「セージ」の精油がおすすめです。

香りでガード。五行では金（きん）のグループに入るため、外邪から身を守ります。ティッシュに１〜２滴たらしてお部屋に置いて下さい。香りで守ってくれますよ♡

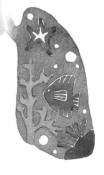

<セージ>

シソ科　　全草から抽出

【漢方アロマ的有用性】養心安神、健脳、益気肺腎、
　　　　　　　　　　　　疏肝活血、解鬱

【成分】ツヨン、カンファー、1.8-シネオール
　　　　ボルネオール、カリオフィレン　など

 **5月15日　健胃に党参　よくできている漢方チーム**

食欲が出ない。食べたらすぐお腹がふくれる。胃が痛い。胸
やけが……。

そんな時はぜひ漢方薬を！　健胃作用がある漢方がおすすめ
です。

<健胃のための漢方>

白朮、茯苓、半夏、縮砂、陳皮、甘草、木香、党参

構成生薬に"党参"が入っています。"人参"でなく"党参"を
用いているところが人想いだなって思います。

党参はキキョウ科です。

高麗人参（ウコギ科）の代用というイメージもあるけど、と
てもあたりが補気薬としてはソフト。人参は血圧がUPしやす
い面がありますが、党参は逆に血圧を落ち着かせる作用の違い

があります。

### 5月16日　スポーツで足がつる人

　足がつりやすい人、いますよね。

　同じスポーツをしているのに……つる人とつらない人の差は "血の量" で決まります。

　肝は血の蔵といって血をため疏泄（新陳代謝や解毒）の働きを司っており、血流量を調整しています。

　その血は筋を養っているため、十分な血が筋を滋養しない場合、筋がよくつるという状態を招きます。

　補血漢方、補血アロマで改善は早いです。

　よくこむら返りする方、始めてみてください。

### 5月17日　頭痛で助けられている

「不通則痛」って言葉があります。

　通っていないと痛みが出るという意味です。

　頭痛もその一つ。

　痛みはしんどいけど、必要な身体の情報を教えているととらえると、痛みはある意味ありがたい存在なのかもしれません。

▶〈頭痛は証で分けます〉

| 気滞タイプ | 瘀血タイプ | 水滞タイプ | 気血両虚タイプ |
|---|---|---|---|
| ペパーミント ベルガモット | フランキンセンス レモン | グレープフルーツ パチュリ | ラベンダー オレンジスイート |
| 気の巡りをアップさせる有用性アロマ | 活血化瘀の有用性アロマ | 体内の不要な老廃物を利湿する有用性アロマ | 必要なエネルギーと血を補う有用性アロマ |

　同じ頭痛でも漢方アロマ的には違う精油でケアします。頭痛が起きてしまったら、上記のアロマの精油をキャリアオイルで希釈して、頭のてっぺんにある百会というツボに塗布して、軽くプッシュしていきましょう。

 5月18日　ラベンダーは整列している
　　　　　　　その「気」が付いている

　ラベンダーはシソ科の植物でとても強い生命力をもっていて、高低差によって交雑します。

　精油も高低差それぞれで抽出されていて、比較的高地で採られるラベンダーang.、低地のラベンダースピカ、交雑のラベンダースーパー（ラバンジン）は数種あります。

　ラベンダーはみんな理路整然とまるで整列しているかのように、美しい間隔を取りながら花をつけています。

　その「気」が付いているかのように、ラベンダーの精油は鎮静し、心を落ち着かせ、周りとの協調性やいい距離感を私たちに気づかせてくれます。

　精油を学ぶ時は成分や四気、帰経、有用性や禁忌だけでなく、

その植物そのものの姿形から知ること感じることが大切です。

## 5月19日　見ていないところでやるから意味がある

　ラスコー洞窟の壁画。旧石器時代のクロマニヨン人にて描かれたとされています。

　２万年も前に描かれていた洞窟壁画が今もなお傑作といわれていて。

　私はその当時のこと、太古の時代に想いを馳せてみます……。

　誰のために描いたでもなく、仕事でもなく、ましてや有名になろう、なんてエゴもなく、きっと無心で描き進められたんじゃないかな。洞窟の中で……。


　今はSNSで毎日多くの人が日常をさらけ出して生きています。それは目立ってなんぼの世界、言った者勝ちの世界に見えます。

　でも「真実」は、「本物」は、実は静かな中にあると感じています。

　静かなる内側に真実はある。「陰と陽」陰が深まれば、陽として光るのだと思います。

## 5月20日　これおいしいって声が多い漢方は甘い味

　主に不眠や貧血そして物忘れに処方している漢方薬ですが、血が足りないことで起こる症状にとてもよく効きます。血は身

体を養う滋養物質ですが、同じく精神の安定にも深く関わる物質です。そのため血が虚している方は精神面に影響が見え隠れしていきます。この漢方は、思い悩んでくよくよしやすい方にもヒットし、全体的にほのかな甘みがあり、ほっこりする漢方です。夜中にハッと目が覚めてしまう方も、就寝前に服用することで自然と上質な睡眠をサポートします。

　心が揺れるときもどうぞ。

　あなたを優しく強くサポートします。

〈血虚による不眠・健忘・貧血・精神が不安定な方への漢方〉
黄耆・党参・茯苓・白朮・甘草・当帰・龍眼肉
酸棗仁・遠志・木香

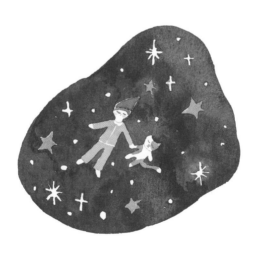

**5月21日　楽しいから笑うことは普通**
　　　　　　　　　　　**しんどい時に笑うと本物に近づく**

　楽しかったり嬉しかったり。そんな時は自然に笑顔になります。笑うという状態はとても幸せなことです。

　逆にしんどい時、苦しい時に"笑う"という行動は取りにくい。でも、そこで少し笑う、ほほえむを自らに課した時、目の前の状況は意外にも好転します。

　陰陽転化。目の前の状況を自らの心のエネルギーで転化させるのです。

　この小さな積み重ねが本物へと近づいていくのだと思います。

　心のままに生きるのもいいけれど、心に負荷をかけて、真逆なことを行うと好転することだってある。

　漢方で用いる陰陽理論は、哲学があり、宇宙があり、生き方を教えている理論です。

 **5月22日　悩んでいるという状態は贅沢なことです**

「悩む」って実は贅沢なことだとも思います。なぜって、その悩む時間が取れているってこと、時間があるってことだからです。

「相談する」って幸せなことです。心を話せる人がいるってことだからです。

　漢方相談を行っていて気づきます。

「本当にしんどい人って……実は笑っていることが多い」ということに。

しんどくても笑っている人へ……。

心のつまりをポンっ！と取ってくれる漢方、そして幸せホルモンを活性化するアロマがあります。

頼ってください。黙っていても強力にあなたをサポートしてくれるから。

〈心のつまりを取って、幸せホルモン活性化　漢方＆アロマ〉
○漢方　……芍薬・甘草・当帰・柴胡・白朮・茯苓・
　　　　　　生姜・薄荷
○アロマ……ローズオットー・ローズウッド
　　　　　　ラベンダー ang.・柚子・メリッサ
　　　　　　ヤロウブルー・マンダリン・ミルラ
　　　　　　カモミールローマン・ゼラニウム　など

 **5月23日　朝起きてまずやることのススメ**

朝、カーテンを開けて、外の空気をお部屋に入れます。

陰の気から陽の気へ、お部屋の中に見えない空気を入れ替えて模様替えです。

そしてお湯を沸かして漢方薬を溶かして飲みます。

体の細胞がポンっと起きていく、自分のための朝の３分。

漢方１包で人生は好転し始める。

これ、本当です♡

朝の漢方はお一人お一人違います。そして同じ人でも季節によって、体調によって変えていきます。

漢方ライフは、完全なるオーダーメイドな提案です。

 **5月24日　計画したらすぐやる　そのうちに……は来ない**

「〇〇になりたい」→と言っているうちは現実は遠く、「なる」って決めたら、もう、そこからきっと動き出しています。

「そのうちに動こう」と思っているとしたらきっと、その後も動かない。

そのうちに……は来ないのです。

「状況が整ったらやる」なんていって、今の状況が整うことを待っていたら、きっと人生のほうが短いはずです。

だから、やりながら、動きながら考えることが大事だし、そのための直感力や失敗を恐れない潔さも大事だと思います。


直感は、香りで磨いていきます。音で磨いていきます。

そうです。目に見えないものが鍵を握っています。

心静かに、しばらく黙って……周りの香りや音を感じる時間をつくっていきましょう。そして本当にやりたい事であれば、今日、今、から動いてください。

**5月25日　結局どの精油メーカーがいいのか？**

アロマの精油の小瓶。

1〜10mℓほどの精油が入った小瓶に、たくさんのメーカーのシールが貼られています。

正しい精油の選び方を知ったうえで、精油を手にするべきです。でも精油メーカーさんの選択は、自由がいい。

特定の協会で使われる精油ばかりがいいなんて、ありえません。

○○メーカーの精油がいい！　っていうのはないと思うし、植物はそんなに狭い、小さな世界にはいないはずです。

正しい精油の選び方を知れば、メーカーは自由でいい。

植物たちは人間と違い、みんなつながっている。

人間だけが欲深いと感じます。

## 5月26日　漢方アロマと好相性の漢方ローション

　アロマを活用したローションを作ることもできるけれど、お手軽に、そして自分の肌質に合わせることができる、
「既存の漢方ローション」＋「精油」　がおすすめです。

　漢方ローションは、カワラヨモギ、キンセンカ、トウキ、ニンジン、シコン等の生薬が入っており、保湿や鎮静の有用性をもちます。そこへ精油を15滴。0.5％濃度の漢方アロマローションができます。

　シミ、シワ、タルミケアの有用性を季節に合わせて精油で変化をつけて作っていくことができます。

 ## 5月27日　マダガスカルに行く　ラヴィンツァラの旅

　精油の産地を見ていると、マダガスカル原産って意外と多いなと気づきます。

　カタフレイ、ラヴィンツァラ、ゼラニウム、ブラックペッパー、シトロネラ、パルマローザにベチバー、きりがないほどです。

　いつも一緒にいてくれる精油が現地でどのように生きているのだろう。見てみたい、触れてみたい。

　きっとその後のアロマ人生に大きくかかわると確信しています。マダガスカル、待っていてね。

〈ラヴィンツァラ〉

クスノキ科

【漢方アロマ的有用性】温性／肝・心・肺帰経　補益肺
　　　　　　　　　　　気・養心安神・疏肝理気・活血

【成分】1.8-シネオール・α-ピネン・サビネン
　　　　α-テルピネオール　α-リモネン

1.8シネオールが主成分なので、スーっと爽快な香り。
免疫強化の有用性があり、抗菌、抗ウイルス作用とし
て、寒邪の侵入した風邪の初期に活用するとケアが早
いです。スッキリした香りですが、眠りを誘う精油で
もあるため、心身が冷えて緊張や疲労している方の不
眠にも寄り添える精油です。

 **5月28日　やったことではなく　込めた気持ちが大事**

　お料理でもなんでもそうですが、行為にこめた気持ちがどん
な心か、でその後が違います。

　九州の家の近くに、おばあちゃんが作るチャンポン屋さんが
あって、本当に最高のチャンポンでした。

　おばあちゃんが亡くなられて、ご家族が同じレシピで作って
いらしたけど、やっぱり何かが違うのです。同じ材料なのにね。

　気持ちって全てを変える力がある。

　漢方飲むのも、アロマ塗るのも、心で変わる。

　感謝があると、効き目がいいと感じます。漢方生薬も、アロ

マの1滴も、もとは植物から成り立っています。その植物たち
は長い時間をかけてこの地球に育っていた植物たちです。なの
で生薬や精油は奇跡的な存在でしかなく、ただの物質として活
用するのではなく、その奇跡に感謝しながら取り入れてくださ
い。必ず、すごいパワーをくれる存在だと気づくはずです。

 **5月29日　独りの時間　瞑想の時間**

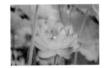

　慌ただしい毎日から少し離れて自分だけ
の時間。自分との会話でいらないものが見
えてきます。直感力が上がります。

　瞑想は呼吸が整うと深まり、潜在意識へ
と進むのだなあと感じます。おしゃべりしない時間、作ってみ
てください。

〈自分と向き合う瞑想時間のアロマブレンド〉
サンダルウッド＆ロータスブレンド
白檀のオリエンタルな香りの中に、ウッディでフロー
ラルな香りをプラスしたブレンド。
お部屋で拡散してみましょう。

**5月30日　ミスをすぐに忘れることが得！**

反省って必要ないんじゃないかなと思うことがあります。

チャレンジしたからこそ、ミスをしたわけで、ミスをしよう！とは誰も最初思わないでしょ？

だから、ミスはチャレンジした人の特権です。

すぐに忘れて前を向いていきましょう。

〈理気（リフレッシュ）のお手伝い　漢方アロマブレンド〉
オレンジスイート2滴、　レモン1滴、
ペパーミント1滴
ティッシュに落として深呼吸してください。

 **5月31日　赤ちゃんから高齢者まで　助かるお茶**

私は以前、200種ほど薬膳茶の素材を販売しているお店で2年ほど働いていました。

ここに山楂子のお茶があり、禁忌がほぼなく、とても重宝していたことを覚えています。

甘酸っぱくておいしいですよ。食後の一杯に。消化を助けてくれる力をもちます。お口もさっぱりです。

山楂子 （さんざし）
バラ科
【有用性】消食　駆瘀血　血圧降
　　　　　下など

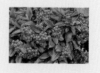

124

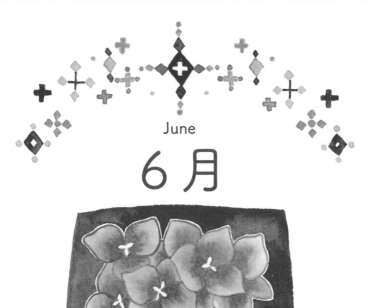

June

# 6月

あじさい……「和気あいあい」

がんばるって行動は

美しいもの、素晴らしいことだとされてきたけど、

がんばるの裏側に「エゴ」が見え隠れしています。

がんばるってこと、

がんばらないと手にできないことを手放す（いい意味で委ねる）。

そうすると今あることに目がいってそこに

ありがとうの気持ちが芽生えてきます。

人に認められることや、すごい！って思われることは、

所詮、他人の勝手な評価です。

がんばることをやめてみる。

不完全な状態にきっと、

愛がたくさん集まります。

**6月1日　日本に住むならもっていて欲しい**
**マージョラム＆パチュリ**

日本は海に囲まれています。

海→水→湿気。必然的に湿の邪気が体内に入りやすい状況です。イヤだって思っても呼吸するだけで、湿邪は身体に入りこみます。日本で暮らす人にむくみで悩んでいる方が多いのも、そのためです。湿邪はむくみ以外にも、めまい・肩こり・頭痛・不眠・思い悩む性質など見えない所で悪さをし、改善に時間がかかってしまうのも特徴です。毎日のちょっとしたケアで湿を体内から追い出していくことが、この日本で少しでも快適に暮らしていくコツです。

〈湿をためこみやすい食べもの〉

甘いもの、冷たいもの、揚げ物、アルコール　など

〈身体すっきりパチュリ風呂のすすめ〉

| パチュリ | 2滴 |
| マージョラム | 2滴 |
| キャリアオイル | 10㎖ |

※ブレンドしてお風呂に入れてください。利湿の有用
　性があります。

## 6月2日　皮膚が痒い　梅雨から夏の終わりがダメなタイプ

　皮膚疾患の患者さんをみていくと、梅雨から夏の暑い季節にひどくなる方と、秋に乾燥してきたら調子を崩される方とがいらっしゃいます。梅雨から夏の暑い時に特に皮膚が悪化する方、痒くてたまらないですよね。これは体内に湿と熱がこもっている状態です。本来、相いれないはずの湿邪＝水、熱邪＝火。「水」と「火」がタッグを組んで悪さをするためとてもやっかいです。でも逆に水と火を体内に起こさせない生活を心がけることで、楽になります。漢方アロマも大変サポートがうまいので、取り入れることはもちろんですが、食事からの養生が基本となります。

> **〈熱が生まれやすい食べもの〉**
> ネギ・ショウガ・ニンニク・トウガラシなど香辛料
> 牛肉・羊肉・日本酒・焼酎　など

 ## 6月3日　少しマニアックなアロマとも仲良くなってみて「イヌラ」

　よく活用されるわけではではありませんが、「イヌラ」という精油ご存じですか？　キク科の植物で、花・茎葉から抽出。ほのかにフローラルな香りがして、好まれる精油です。メジャー級ではない精油を、1～2滴ブレンドすることで思わぬ有用性upの結果につながることがあります。いつも同じ香り

になりがちな方、イヌラは素敵な精油です。

〈イヌラ〉

キク科・花・茎葉から抽出

【漢方アロマ的有用性】

　補益肺気（呼吸器ケア・風邪・鼻炎・痰）

【成分】酢酸ボルニル・ボルネオール

【禁忌】キク科アレルギー

 6月4日　漢方ライフの価格

　漢方って高いと思っていませんか？　もちろん中にはそういった漢方もあります。でも、多くはそうではありません。というよりも、ご自身の身体や心を大切にする、整えるための漢方に「安いからいい」という理由自体、ご自身の価値を下げている思考だと思います。

　漢方の価格は症状によって違いますが、処方の際に私は予算をお伺いするケースがあります。体調が良くなるには、実は「漢方って好き」とか「漢方飲んでいるから幸せ」といった心が必要不可欠です。楽しい漢方ライフをお届けするため、お客様とスケージュルを立てて二人三脚で不調へ向かっています。

**6月5日 「結局　睡眠、結局　食」食べられて眠ることが**
　　　　　　**できればとりあえずOKです**

　今日は本当に大ざっぱなことをお伝えします。「食事はどのようなものを食べればいいのだろう……」「○○食べてしまって……どうしよう」「便が2日でない、何でだろう」いい出せばキリがなく、悩みが出る方いらっしゃいませんか？

　それ「思考のクセ」です。悩むことが日常になっている脳って悩むことが大好き脳になっていて、実は、脳は悩むことで満足しています。正直「食べて寝ていれば、十分」です。例え、身体に悪いものを食べたとしても、生きていますし、たとえ何日か寝ていなくたって、いずれ眠れます。一生眠れない人なんていないのです。悩みすぎは身心を治す気＝エネルギーを減らします。「最後は開きなおる！！」でいいんじゃなかろうかと思うのです。呼吸して目覚めた、生きているだけですごいことです。

 **6月6日　鳥になる　俯瞰の目**

　物事がうまくいかない時、ついそのいけないと思っている所をピンポイントで見がちです。漢方は森を見る医学。一本一本の木を見ないわけではありませんが、全体の調和、バランス、出してくる雰囲気、などを大切にします。もっと全体に目をやることで、物事を変化させられるは

ず。変化させるのは思考の転換が必要で、苦しい時は逆の発想をしてみると、スルーすることが増えます。鳥の目です。上空から起こっている現象をながめるのです。あたり前のように中庸に立つことがかっこいいと思います。宇宙はバランスを教えています。

 6月7日　鼻水の色は伝えている

　鼻をかんだティッシュ、ポイって捨てるのはもったいないです。鼻水の色は体内で何が起こっているのかを教えています。だから捨てる前に、鼻水の色＆粘りを見てケアしていきましょう。

| | | |
|---|---|---|
| **透明で<br>サラサラ** | 体内が冷えています。<br>免疫が落ちやすいため温かくして利湿します。 | パインニードル　2滴<br>ユーカリラディアータ　1滴<br>ティートリー　1滴<br>キャリアオイル　10mℓ |
| **有色で<br>ネバネバ** | 体内に熱がこもっています。<br>清熱解毒、去痰します。 | サイプレス　2滴<br>ゼラニウム　1滴<br>ローズウッド　1滴<br>キャリアオイル　10mℓ |

＊　デコルテに塗布して就寝してください。

 6月8日　シナモン好き　アロマで演出

　子どもの頃食べられなかったものの中にアップルパイがあります。それもシナモンの香りがする大人の味のアップルパイ。

今はスイーツの中で大好きなアップルパイとなりました（パイ
生地なしで中のりんご煮だけ食べてもいいほど）。シナモンは
生薬にも精油にも形を変え存在し、アップルパイを作る時同様
に少量でもとてもパワフルです。パワフルなので禁忌もありま
す。自然100％は安心ではなく自然そのものなので、パワーは
強いのです。温める有用性がとても強いシナモン、陽虚体質
（冷えが強い）の方、シナモンの精油を知ってください。

〈シナモンリーフ〉

クスノキ科　茎から抽出

【成分】オイゲノール、リナロールなど

【主な有用性】加温、止痛、健胃、抗感染症

【禁忌】妊娠中、授乳中、肌への刺激強

 **6月9日　五味の力　役わり**

味は単なる味だけではなく、効能をもちます。

| 酸味 | 収斂作用があり、気や汗がもれ出るのを防ぎます。 |
|---|---|
| 苦味 | 清熱解毒。身体の熱を冷まして炎症を抑えます。 |
| 甘味 | 心をほっとさせ、身体や脳の疲れをケアします。脾の働き を促進します。 |
| 辛味 | 辛いと汗が出ます。その際、老廃物を汗と一緒に出し、身 体を熱くし、気血の巡りを促します。 |
| 鹹味 | 身体のしこりなど、硬いものを柔らかくします。 |

好きな味だからといって、同じ味ばかり食べてしまうと体調バランスがくずれます。

"いい加減"な感覚を用いてお料理してください。

 **6月10日　根強いファン！　ダイエットは永遠のテーマ**

ダイエットしたい、理想のボディを手にしたい！　男女問わず永遠のテーマがダイエットだと思います。ダイエットだからって誰しもがガンガンに運動する、なんてことは漢方的な理論では考えられません。それぞれにオーダーメイド漢方ダイエットを行います。

柳茶という植物があります。新陳代謝を促進し、脂肪代謝を活発にする有用性が見られ、お茶に活用されています。飲み始めると便通がよくなったり、暴飲暴食をしなくなったり、人それぞれの感想は違いますが根強いファンがいてくださいます。そのファンの方の様子をみて、実は私も柳茶のファンに。

柳茶をベースにお一人お一人のオーダーメイド漢方ダイエットです。

**6月11日　おやつは山査子?!**

　山査子はバラ科の実でお茶やスティック状に成形しているものもあり甘酸っぱくて好まれる味です。食積を取るとして山査子は消化を助けます。また活血の力を持っているため血流改善にも一役かっています。ダイエット中のお客様から、「おやつはダメでしょうか?」と聞かれたら、私は迷わず山査子のスティック2～3本をすすめています。甘さでほっとし（安神）、酸味でストレス解消（理気）、スティック状のものは1本でもしっかり味があり、満足できるので、ダイエット時のおやつに食べてみてください。

 **6月12日　ミントティーはホットで飲むのがいい**

　ミントはシソ科の植物で、とても栽培しやすく増えやすいありがたい存在です。お茶にして飲む時はつい冷たいミントティーを想像しますが、絶対にホットで飲むことをおすすめします。ミントの食性は寒性で、内熱を瀉すことができます。冷たくして飲んでしまうことで、急激に寒性の性質が体内に入って、下痢をしたり、お腹が痛くなったりしやすくなります。寒性のミントをホットで飲む。熱のある風邪の時や、真夏の暑い時期は特に美味しく感じます。

## 6月13日　ピクノジェノールは救世主

　松の皮やぶどうの種から抽出されたピクノジェノール。抗酸化、鎮痛、末梢血管拡張、利尿消腫などの有用性が言われています。女性に多い上半身は火照っているのに、下半身は冷えているというアンバランスな方へお出しした時も陰陽バランスが整っていき、下半身のむくみが楽になっていかれました。ピクノジェノール、面白いなぁと思うこの頃です。

 ## 6月14日　頼りになるツボシリーズ

---

### 委中

**場所**

　膝裏の横紋中央に取ります。

**ツボの効果**

　膝や腰の痛みに活用します。

**ケア法**

　ジュニパーベリー、サンダルウッド、シダーウッドでトリートメントオイルを作り、膝裏に塗布し指でグーっと押しましょう。

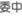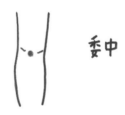

委中

---

**6月15日　ベルガモットって　ミカン科でも異色**

　ベルガモットはミカン科の果皮から抽出される精油です。果皮から抽出される精油はほとんどd-リモネンという成分が主流です。でもベルガモットはちょっと様子が違います。もちろん果皮なのでd-リモネンは構成成分として持っていますが、他に酢酸リナリルといったラベンダーの主成分としてのエステル類が約25〜45％も含有されてくるのです。果皮としては珍しく「心」にも帰経し、ただ理気するだけではなく、養心安神力をしっかりもっているベルガモットです。ストレス社会を自分らしく生き抜くために、サポートが上手なベルガモットです。

〈マグカップでベルガモットの芳香浴〉
マグカップに熱々のお湯を入れます。
そこへベルガモットの精油を2滴。目の前に置いて深呼吸しましょう。
イライラ、落ち込みで胸につかえているものを少し取るお手伝いができます。

 **6月16日　音の効能も……記憶に入る　音楽をあえて消す時**

「嗅覚」香りは、本能の悩、大脳辺縁系をゆさぶり記憶します。幼い頃かいだ香りにふれると昔を思い出せるのはそのためです。
「聴覚」あの時聞いた音楽も流れてくると思わずあの時に戻っ

た感覚になります。音楽も香り同様、脳に刻まれています。私は音楽の仕事にも携わっており、音楽がないと生きていけません。音楽は生きる力でもあるそんな私が、音楽をあえて消す時があります。悲しいことやしんどいことがあった時、音楽が慰めになる方もいらっしゃいますが、私はしんどい記憶を脳が記憶しそうなのであえて無音とします。

　脳ってすごいなぁって思う反面、脳って単純だなぁっとも思います。香りも音楽も大事な世界です。脳内を幸せな気で満たせることを大切にしていきたいです。

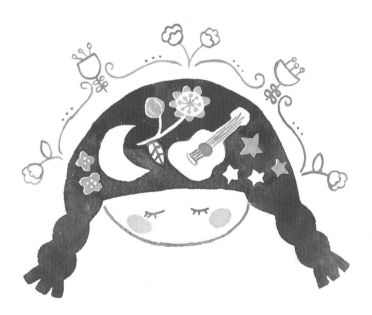

**6月17日　一番投資していいのは？**

　一番投資して良いのは……
「自分」なんじゃないかなぁと思います。自分を信じることが
できれば、周りから何といわれても大丈夫。しっかり自分に投
資してあげてください。自分を信じている人は、大きな投資先
は自分だって知っています。"恐い"ならやめるのもありです。
でも「腎」の力を補うことで、恐くなくなるかもしれません。
感情は全て心からではなく、各臓器はエネルギーが落ちると
様々な感情を出します。恐れは「腎」です。補腎してみて、恐
くなくなったら、一番の投資先にかけてみることが、人生を彩
らせていきます。

 **6月18日　頼りになるツボシリーズ**

---

**肩髃**

. . . . . . . . . . . . . . . . . . . . . . . . . . . . . . . . . . . . . . . . . . . .

**場所**
　　肩の前側、腕を水平に横に広
　　げた時にできるくぼみ。
**ツボの効果**
　　肩、腕の疲れやコリに用います。
**ケア法**
　　フランキンセンス、ヘリクリサム、オレンジスイートで

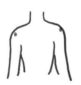

---

トリートメントオイルを作り、上腕に塗布し指でグーっと押しましょう。

 **6月19日　結局は血です**

漢方では血は「血（けつ）」と読み、血のもつ栄養を含めた物質としてとらえています。血は身体を巡り、全身を滋養し、不要物を回収しているイメージは誰しももっていますが、もう一つ「精神の安定物質」としての役割を担っています。血が不足してきた状態は「血虚」といい、貧血と判を押される3歩手前からその傾向を見ていけますが、ご自身でも血の量や状態を感じることが大切です。

〈血虚でよく見られる状態〉

※チェックしてみましょう。あてはまる方は血虚の可能性があります。

☐　髪の毛がよく抜けて、薄毛に悩むようになる

☐　不眠、寝つきが悪く寝てもフワーっと覚醒してしまう

☐　月経不順・閉経が早い

☐　めまい・貧血気味

☐　爪が欠けている

☐　白髪になりやすい

☐　体温がどちらかというと低い

□　お肌が乾く

□　物忘れが多い・精神が不安定

□　顔色がさえない

 **6月20日　結局は巡りです**

「血」は、体内にあればいいってことでもなく、巡っていることもポイントです。巡りが悪く滞った状態を血瘀といい、これは様々なトラブルを身体に起こします。

〈瘀血でよくみられる状態〉

※チェックしてみましょう。当てはまる方は瘀血の可能性があります。

□　しつこい肩こり、頭痛、身体に痛みがある

□　顔にシミ、ソバカスが多い

□　肌がバサバサ、カサカサしている

□　月経血にレバー状の塊が出やすい

□　高血圧になりやすい

□　子宮内膜症、子宮筋腫になりやすい

□　高血糖である

□　便秘、便の色が黒っぽい

□　目の下にクマができて取れない

□　舌の裏に怒脹（紫色の静脈）が太く出ている

栄養たっぷりの血がプクプクプクと流れているのが理想です。

## 6月21日　なぜこれで眠れるの？

　地黄・芍薬・黄芩・大黄・牡丹皮・山梔子で構成されている漢方薬。主に便秘や口内炎などに用いられるのですが、これを飲むと、夜ぐっすり眠れる方がわりといらっしゃいます。決して安眠薬ではありませんが、体内に熱がこもりやすい体質の方は、余分な熱が瀉されるため、とても眠りやすくなる傾向があります。"異病同治"漢方薬は、症状ではなく証を診て取り入れることが大切です。

## 6月22日　幸運の神様は前髪しかないのではなく、前髪もない？　腎とチャンス

「○○ができるようになったら○○しよう……」としていると、そのうち一生の終わりがやってきます。準備が整ってスタートしようとしても、準備している最中にも、周りは変化しています。チャンスは一瞬、目の前にきたらつかむことです。そして"○○できるようになったら"という思考ではなく、"○○しながら○○を進める"くらいでちょうどいいことばかりだと思います。

　6月17日のお話は腎でしたが、腎の補強とともに脾の養生も必要です。脾が虚した状態は、感情として思い悩みやすい傾向にあります。脾と腎を補って、チャンスを逃さず、波に乗る。そんな瞬間を漢方はバックアップしていきます。

### 6月23日　マンダリンの微量成分の力がすごい

　マンダリンの果皮は陳皮という生薬にもなります。陳皮は温性で理気作用をもち、香蘇散や平胃散など、気を巡らす芳香性の健胃薬として大変有効です。マンダリンの精油は、d-リモネンが70 〜 85％ほどなのですが、微量成分として、アンスラニル酸ジメチルをもっています。精油は主成分に目を向けることはもちろん大切なのですが、微量な成分なのにその精油の大事な部分をにぎっているケースは少なくありません。

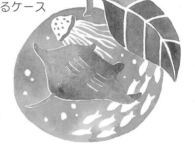

　マンダリンも例外ではなく微量のアンスラニル酸ジメチルが存在するからこそ養心安神し、不安から離し安眠させる、ホッとさせることが得意な精油となっています。

### 6月24日　頼りになるツボシリーズ

---

#### 肩井

· · · · · · · · · · · · · · · · · · · · · · · · · · · · · · · · · · · · · · ·

**場所**　首つけ根と肩の先の中央。
**ツボの効果**
　肩コリ、首コリを緩和する有
　用性をもつ。

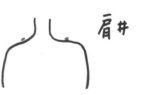

---

ケア法

ローズマリーカンファー・フランキンセンス・ラベン

ダー ang. でトリートメントオイルを作り、肩に塗布し

指でグーっと押す。

 **6月25日　いつも　私たちは　望診している**

　望診とは、目で相手を診て診断していくことです。主に望神
（相手の精神状態）を中心に、望形（姿形のこと）、望色（肌な
ど外側で判断できる色や動作の状態）、舌診（舌や苔の状態）
で診断します。

　こう聞くと、望診ってとても難しいイメージが出てしまいま
すが、そう気負わずとも私たちは気づかぬうちに周りの方を望
診しているし、周りの方からご自身も望診されています。「な
んとなく元気なさそう」とか「○○さん今日ヤバイ雰囲気〜」
とか、パッと見て感じることってありますよね。それ、すでに
望診していることになります。「人は見た目でなく中身」だと
私は思いません。外見に中身が出ています。外見は中身の一番
外側です。だから見た目を意識すると健康につながります。
＊ただ、見た目で心のきれいさや優しさ、深さを望診すること
は難しいです。
　（私は手首を骨折した際に、本当に優しさをもって世界を見て
いる方々は、意外に目立たない方々だと痛感した経験がありま
す）

## 6月26日　密かな人気シリーズ

　試験前や物忘れが気になっている方など記憶力をUPしたい方に密かな人気を博しているものがあります。その中の一部にクルミが用いられています（他DHA、EPAなど配合）。クル

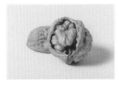

ミの形、よく見てください。

←人の脳の形に似ていませんか？

クルミは健脳の有用性をもつ実です。

試験前のおやつに食べてみるなんて

こともいいですね。

※食べすぎは下痢になりやすいので注意してください。

 ## 6月27日　聞診の中身は……

　聞診とは、耳と鼻を用いて相手を診て診断することです。

> 〈耳をつかって…〉
> 話し方：（声のトーン・ハリ・滑舌・息の音）、咳、鼻水、痰の音、おならの音、いびきの音、歩く音、ドアをしめる音、など
> 〈鼻をつかって…〉
> 体臭・口臭、便や尿の臭い、汗の臭いなど

　バランスが崩れている状態の身体は、何かしらの信号を出してきます。

**6月28日　どのローズマリー？　から始まるといいですよね**

　精油にはケモタイプといって、同じ植物であっても土壌によって成分構成に大きな開きがあるものがあります。ローズマリーもケモタイプの一種です。ご自身に一番ピッタリなローズマリーを手にしてみてください。

> **ローズマリーシネオール**
>
> 【成分】
> 　1.8シネオール35 〜 55％　α-ピネン10 〜 15％
> 　カンファー5 〜 15％
> 【有用性】
> 　活血・健脾・去痰・抗ウイルス・カタル症状に向いています。よく花粉の時期に用いられます。

> **ローズマリーカンファー**
>
> 【成分】
> 　カンファー10 〜 25％　α-ピネン10 〜 30％
> 　1.8シネオール15 〜 35％
> 【有用性】
> 　活血・健脾・筋肉弛緩・肩こり・腰痛などによく用いられます。

ローズマリーベルベノン

【成分】

ベルベノン3～15%　1.8シネオール2～10%

カンファー1～15%　α-ピネン15～50%

【有用性】

理気・健脾・安神・脂肪溶解・高コレステロール改

善など、ダイエットの応援が上手です。

 **6月29日　頼りになるツボシリーズ**

| 内関 |
| --- |

**場所**

手の平側、手首のシワ中央から指3
本分肘の方へ行ったところ。

**ツボの効果**

乗り物酔い、二日酔い、気持ちをお
ちつかせる力。

*ケア法*

ペパーミント、オレンジ、レモンマートルでトリートメ
ントオイルを作り、手のひら側の腕に塗布し指でグーっ
と押す。

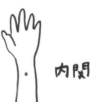

内関

**6月30日　じめじめした季節を乗りきる一本はペパーミント！**

　日本の夏は暑邪だけでなく湿邪と両方が襲うため、とても過酷だなぁと思います。エアコンなしで夜眠ることで、知らず知らずに熱中症ということも考えられ危険です。そこで夏に是非1本そばにいてくれると助けてくれる精油は、「ペパーミント」です。寝苦しい夜、ペパーミントの精油を2滴ティッシュに垂らし、お顔の近くに置いて横になりましょう。寒性の性質をもつペパーミント。香りを取り入れることで体感温度も下がって、知らないうちにスーっと眠りに落ちることができるはずです。

---

**ペパーミント**

シソ科　全草

【成分】

　　ℓ メントール 30 〜 50%

　　ℓ メントン 15 〜 30%　など

【漢方アロマ的有用性】

　　肝脾肺帰経／寒性

　　疏散風熱、解鬱、清熱、晴目、利咽

　　理気、健脾

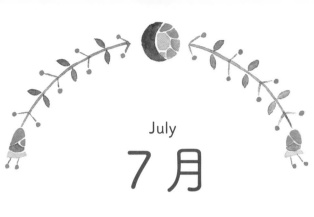

July

# 7 月

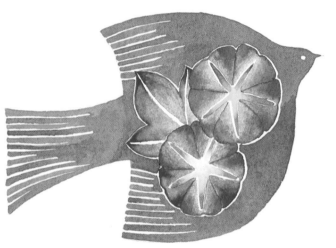

**朝顔**……「愛情」

愛を手に入れようとすることをやめる。

愛は穏やかで

頑張らなくても

もうここにあるもの。

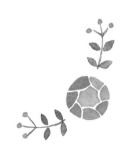

**7月1日　鏡を見てシリーズ　髪の毛の悩み**

　髪の毛の量を気にするのは男性のみならず女性もです。髪は
"血余"といわれる漢方の世界。「血」＝「潤いと栄養滋潤物
質」が虚した場合、髪の毛に影響がでます。また出産後に抜け
毛が多かった方や、白髪が出た方も多いと思います。腎の精
（エネルギー）を消耗した証拠です。その他ホルモンが低下す
る年齢にさしかかると、腎精がおちはじめ、髪の毛がやせたり、
コシがなくなり、うねったりします。髪は体内の状態を教えて
くれます。髪の悩みは補腎・補血がポイントです。

**補腎・補血の漢方アロマケア**

シャンプー前の頭皮ケアで髪をサポート
頭皮にブレンドオイルをつけて指先で頭皮ケア
　　　　　　　　　　→その後シャンプーします。
ローズマリーシネオール　3滴
ゼラニウム　3滴
サンダルウッド　2滴
ホホバオイル　20㎖
　　　　をブレンドして頭皮ケアをしていきましょう。

**7月2日　汗がダラダラ出る人の特徴**

「汗は老廃物を出すから健康にいい」というばかりではありません。出していい量は〇〇mlまでとは、体質がそれぞれなので伝えられない部分ですが、目安として汗をかいた後、すっきりしているケースはいい汗です。逆に汗をかいた後、疲れたという感覚があれば、それは汗をかきすぎている証拠。汗と一緒に大切な「気」（エネルギー）が、体内から出ていっています。身体は「固摂の気」といって、大切なものが出ないようにするエネルギーを持っていますが、その気の力がdownすると汗が漏れ出てしまう体質へと進んでしまいます。気がダラーンとしているのです。だから収斂が必要。キュッとしめるために"酸味"を用います。

　生薬では、五味子。アロマでは、サイプレスとレモンのブレンドでケアをしていきましょう。

---

**五味子ゼリーの作り方**

1．五味子にお水を入れてきれいな赤色になるよう煮だす。
2．氷砂糖を入れて味を整える。
3．寒天でかためて食す。

**7月3日　寝坊には体質が出ている**

　朝起きるという行動には「気」が上昇していくことが大切です。

「気虚」の方で、気が下がってしまう方は、朝グズグズして、二度寝が大好きなので、補気していくことが必要です。又、「脾」が昇清機能をもち、気を上に持ち上げることも担当しています。ですから脾が弱いことも、なかなか気が上がれず起きられない原因です。補気・健脾をテーマに早く寝てください。起きるために、補気のために、22：00〜23：00までにはお布団生活がポイントです。

 **7月4日　イライラする人の性格は変えられる！**

　ストレスといかに向き合うか。生きている限り毎日何かしらのストレスにはさらされると思います。イライラ、うつうつ、落ち込み……。言葉は違えど体内で起こっていることは「気の滞り」です。気は陰陽の世界でいうと「陽」の性質をもつため、陽は常に動く・巡ると調子がいい熱エネルギーです。が、ストレスにより巡りを妨げられることにより、熱が邪気へと変わります。イライラしている方は、気滞の熱が強いのです。性格を変えようとしてもダメ。熱邪はそれほど強いから清熱してください。そのうちイライラしにくい人になります。

〈イライラ・気滞のケア〉

1. ベルガモットとペパーミントのブレンドを身につけて。
2. 柑橘やお酢を摂取して。
3. 疏肝の漢方もお手伝いします。

 **7月5日 頼りになるツボシリーズ**

---

### 尺沢

**場所**
　肘を曲げた時にできる手のひら側の
　シワの中央からゆび2本ほど親指側。

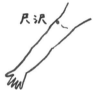
尺沢

**ツボの効果**
　風邪の引きはじめ、咳、のどの痛み
　のケアに。

**ケア法**
　ティートリー　2滴、ユーカリラディアータ　2滴
　ラヴィンツァラ　2滴、キャリアオイル　20㎖
　でトリートメントオイルを作る。
尺沢、その周辺に塗布し気持ちいい圧でグーッと押しましょう。

## 7月6日　トウモロコシって宝の山⁉

　夏になるとトウモロコシが旬になります。旬ってすごいなぁと思うのが、その時々で必要なありがたい食べ物になってくれている所です。トウモロコシには、健脾利湿の力があり、胃腸の働きを整え、この時期に多いむくみにもアタックができます。特にトウモロコシのひげは生薬で「玉米鬚」といい、体内の余分な水分を排出し、利尿の力に優れます。天日干しにしてお茶にして飲んだり、私は短く刻んでお米と一緒に炊き上げたりして食しています。まさにこの時期のトウモロコシは宝がつまっています。ひげは捨てないで活用しましょう。

## 7月7日　旅に出る　ベトナムへ　龍の目がハートだった件

　海外にフラっと一人旅が好きで、ベトナム、ダナンへ行ってきました。666mのドラゴンブリッジを見たいからが理由。ホテルから歩いて30分ほど、道中車が多くて、道を渡れなくて困っていたら、ベトナムのおじいちゃんが近寄ってきて一緒に渡ってくれました。それでコツをつかみ、無事にドラゴンブリッジへ到着。圧巻のブリッジです。

　そしてもう一つ驚いたのが龍の目がハートだったことです。

ハートは「愛情」とか「大好き」っていう気持ちを表現するマーク的なものですが、もともと人間の心臓から来ています。その心臓が好きな人を想うとドキドキするから？　なのか、古代の時代からハートマークは愛情を表していたようです。ハート＝心＝心臓は脳を司ります。心でキャッチしたものが脳で理性的にも処理され、行動にでる。またその反対で脳ではこっちの方がいいと思っていても心が嫌がるとその行動に移れない、など、心と脳は密接です。

　龍の目がハートだったダナン旅。心を大切に生きていくことを伝えているようでした。そのドラゴンに真実で生きることを誓った旅です。

##  7月8日　香りの贈り物ができる人へ

　贈り物はいただくのも、渡すのも幸せな場面が創れます。既成のものも嬉しいけど、手作りであればなお、心躍ってしまいます。私はよく香りのプレゼントをします。その方の雰囲気をとらえて精油を3〜8種ほどブレンドし、調香するのです。雰囲気には体質がとても関係しているため、その方に合う香りを身につけるということは、体質ケアにもつながっていきます。

　香りは見えないけど、脳内を揺さぶり、自律神経や記憶に作用し、気分や体調に直結します。自らのプロデュースを香りの演出からはじめること、とてもおすすめします。慣れたら家族や友人にプレゼントをしていくことで幸せの連鎖がはじまるかもしれません。「体質は雰囲気を作っている」。すてきな香りを

身にまとい、養生していきましょう。

 **7月9日　ゴキブリ対策の香りって！**

　冬場おとなしかったゴキブリが、夏はチョロチョロしていませんか？　あの黒光りして物怖じしないさまが本当に怖くて。実はこのゴキブリの仲間は漢方の生薬にもなっていて「庶虫」といいます。瘀血を散らすために駆瘀血剤や通経、鎮痛薬などにも用いられています。最初にこれに気づく方って……。生薬って時々とんでもないものが含まれているので、この効能に気づくはじめの人ってすごいなぁと思います。

　が、私たちの周りにゴキブリを見かけたら対策したいですよね。ドラッグストアで勤務していた時は様々な対策グッズが販売されていましたが、実はアロマでも可能です。ゴキブリはアロマの香りは刺激が強いため嫌います。だから対策としては向いています。「キャラウェイ」という精油があります。セリ科の種子から抽出します。ケトン類が主成分です。情緒が安定しない時や、それに伴う消化不良に用います。香りが強くてスパイシーさがあり、パンチ力を感じる香りです。ゴキブリが苦手な方、キャラウェイを味方にしてみてください。

> **〈キャラウェイでゴキブリ対策〉**
> ティッシュに２〜３滴落とし、ゴキブリがよく出る場所に置いておきましょう。

**7月10日　スーツが似合うサイプレス！**

　調香する時間は特別。一本一本の精油を手にすると鼻腔の奥
にその精油の香りがジワッと出てきます。嗅覚を磨けば誰でも
できるようになると思います。私は香りを身体に落とし込む際、
独特のやり方なのかもしれませんが、この香りの似合う人とか
音楽とか景色でとらえていきます。ヒノキ科のサイプレスの香
りは"スーツの似合う男性"です。そんな雰囲気がしてしまう
のです。ちなみにジャージをおしゃれに着こなせる男性に思え
たのが「ジュニパーベリー」です。嗅覚っておもしろいですね。

**サイプレス**

ヒノキ科

【成分】α－ピネン、δ－３－カレン
　　　　リモネン、セドロールなど

【有用性】モノテルペン炭化水素が多いため、鬱滞し
　　　　たものを流すことがとても得意なサイプレ
　　　　ス。肺と腎に帰経し、涼性。ホットフラッ
　　　　シュなど更年期の不調や、熱邪の風邪の際
　　　　に有用性を発揮しやすい。鎮咳の有用性が
　　　　あるため、咳が楽になる方は多いです。

**7月11日　女性人気No. 1は○○○○○**

　女性はとても香りに敏感です。人気No. 1は「ゼラニウム」。ブレンドに2～3滴入れることも多い精油です。少しローズに似た、それでいて落ち着きすぎず、動きのあるキュートさを持つ香りです。この香りを入れると女性の方々のお顔が和らぐので、その表情を見られるのも幸せです。

---

**ゼラニウム**

フウロソウ科

【成分】シトロネロール、ゲラ
　　　　ニオール、リナロール、
　　　　蟻酸シトロネリル、シ
　　　　トラール、ローズオキサイド　など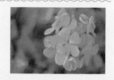

【有用性】養心安神、補陰、利湿、補腎、生肌
ローズと同じ成分を多く含むため、アンチエイジング的目的で毎日のスキンケアに用いる方が多い。精神的な疲労や鬱々など心の安定が難しい時にも、多幸感をもたらしてくれるゼラニウムです。

---

 **7月12日　白ゴマ派？　黒ゴマ派？**

　おひたしを作ると仕上げに上からゴマをかけますよね。やさしい風味の白ゴマ派ですか？　それとも、香りに強さを感じる

黒ゴマ派？　でしょうか。香りでゴマをチョイスしたり、まぜる食材に合わせて選んだり、色合いを考えて選んだりと様々ですが、薬膳的効能でゴマを選ぶのもおすすめです。

| 【白ゴマ】 | 【黒ゴマ】 |
| --- | --- |
| 帰経：肺・脾・大腸 | 帰経：肝・腎 |
| 性味：甘、平 | 性味：甘、平 |
| 作用：潤燥、通便 | 作用：補益肝腎 |

 ## 7月13日　不安で食べられない時に

　ストレスや不安で過食する人もいれば、逆に拒食する人もいます。身体のために少しは食べないと……と思ってみてもお腹が空かないし、食べ物が喉を通りません。そんな時、ハンゲ、ブクリョウ、コウボク、ソヨウ、ショウキョウで構成される漢方を飲むと一瞬食べられると思います。気道に梅干しの種みたいな塊、「梅核気」が詰まっているのが原因です。先ほどの漢方は香りを用いて気の詰まりを解きます。この「香り」を有効的に活用しましょう。

　食べられない時はアロマでも食欲を出し、理気させていきます。ゆず、サンショウ、シソの精油をブレンドして嗅いでみましょう。少し気分が楽になってお腹がグーッと鳴るかもしれません。香り高いブレンドで梅核気を取り去ります。大丈夫ですよ。きっとあなたは、また前を向けますから……。

**7月14日　シナモスマ・フラグランスを知っている!?
アロマととても仲良くなっている証拠**

　そんなにメジャーで活用されていない精油ですが、「シナモスマ・フラグランス」という精油があります。マダガスカル原産でカネラ科。気持ちがフワっと軽くなるような香りがします。ラベンダー ang. とマージョラム、マンダリンといった精油をブレンドすると理気（リフレッシュ）、安神（ほっとできる）な有用性が高まるためお気に入りのブレンドです。アロマに少し慣れてきたら1本プラスしてみてください。香りの世界がより広がっていきます。

 **7月15日　蚊の対策アロマ**

　暑くなってきましたね。蚊が発生してきます。虫よけスプレーは購入する派ですか？　実はとっても簡単に作ることができます。それも安価に、安全に、簡単に。

材料
① 50mlスプレー容器
② エタノール　5ml
③ ユーカリレモン精油　10滴
④ シトロネラ精油　10滴
⑤ 精製水　45ml

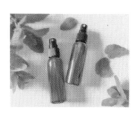

①＋②＋③＋④をして軽く振って、精油成分をエタノールに

十分とかす。⑤を足して完成！

 **7月16日　葛根湯でやせる？　それ結果はきれいですか？**

　漢方ダイエットはとても有効的なダイエット法です。それはお一人お一人の根本的な体質を診て行うオーダーメイドなダイエット法だからです。でも多くの方が葛根湯を飲んでダイエットしているケースを聞きました。葛根湯は身体の芯の熱を上げるため、代謝が上がるということから活用されているかと思われます。

　ですが、葛根湯はダイエット用の漢方薬では決してありません。人によっては常用していて血圧が上がるケースもみられます。ダイエットはできても体調を崩したり、お肌がパサパサさ

れているケースも！　漢方ダイエットは本来一人一人のオーダーメイドです。全員に同じ方法だなんてありえません。正しく漢方薬とお付き合いしてください。

## 7月17日　五性で選ぶ毎日のごはん

　五性とは「寒・涼・平・温・熱」を指す言葉で、食材や生薬、精油など体内に取り込んだ際の身体に対する作用の一つです。今日は7月17日。暑いですよね。そんな時に温や熱のものを多くとりすぎてしまうと、余計に体内に熱がこもります。逆に夏場でもエアコンがきいて寒いところでお仕事をしている方は、夏でも温性のものを摂取したほうが身体的に助かります。食物の持つ「性」に目を向け、何を食べていくのかを選択すると身体は楽になります。

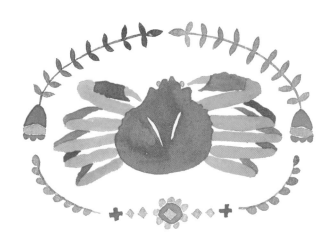

一例です。

| 寒性 | 涼性 | 平性 | 温性 | 熱性 |
|------|------|------|------|------|
| カニ、貝類 | 豚肉 | 米、卵 | 鶏肉、牛肉 | 生姜 |
| 昆布、海苔 | トマト、すいか | お芋、きゃべつ | えび | にんにく |
| たけのこ | きゅうり、なす | きのこ、豆類 | ニラ | ねぎ |
| 牛蒡、柿 | ほうれん草 | はちみつ | かぼちゃ | 胡椒 |
| バナナ、寒天 | 大根 | りんご | | 香辛料 |

 **7月18日　バジルの魅力　食＆アロマ**

　バジルはシソ科のハーブ。地植えでもプランターでも育てやすいハーブです。ピザトーストに、パスタに、チーズやトマトと合わせて、とても重宝するバジル。見た目もなんだかキュートです。アロマでもバジルの精油は存在し、健脾・鎮痛（筋肉痛）、呼吸器系のトラブルなどの際に有用性があります。

**バジル**

シソ科
【成分】メチルカビコール、リナ
　　　　ロール、メチルオイゲノー
　　　　ル、1.8シネオール　など

【有用性】健脾止痛、補益肺気、理気活血
　　　　　温性／脾胃肺へ帰経
ストレスからくる胃腸トラブル、便秘や下痢、不眠などに有用性がみられます。

### 7月19日　クコの実って
### 　　　　　杏仁豆腐の上だけじゃもったいない

　噛めば噛むほど甘みやうまみが増すクコの実。杏仁豆腐のお飾りだけにしてないで、毎日のおやつにクコの実15粒、どうでしょう？　逸話ですが、昔中国には"クコ仙人"という人がいて雲の上からいつも素敵な女性を探していたそうです。仙人なので年齢はきっととても高いと思うのですが、精力がすごかったのでしょうね（笑）。クコ仙人はクコを食べていたわけですが、このクコはこんなにも力をもっています。

---

#### クコの実

平性／肝・腎・肺へ帰経

【有用性】血を補うため、目を養います。スマホ時間が長い時のおやつに。身体に潤いをもたらします。ほてり、寝汗、耳鳴り、足腰のだるさなど、更年期世代の味方です。
肺の滋潤作用があり、空咳しやすい方はぜひ。

---

　毎日のおやつはこれに決まりですね。

 ### 7月20日　シベリア霊芝の文字で爆笑

　霊芝というサルノコシカケ科のきのこの一種があります。有用性は多岐に及び高価なきのこです。あるメーカーさんのこの霊芝のパッケージは「霊」の字が途切れ途切れに印刷されてい

た時があって、本当に"霊"のイメージに合うパッケージだったので、お客様と笑い合ってしまった漢方相談でした。「笑う」って実は最高の薬だったりしますね。

### 霊芝の主な有用性

| | | |
|---|---|---|
| 強精 | 補気 | 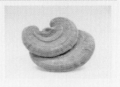 |
| 補肝 | 健脾 | |
| 祛痰 | 利湿 | |
| 解毒 | | |

 **7月21日　花のもち　言葉がけ＆フローラルウォーター**

　植物にクラシック音楽を聞かせると生育を良く変化させるといわれることはよく知られています。水や食べ物もおいしいと言葉にすれば、本当に味が変化します。そしてお客様の言葉で精油の香りが変化することを何度も目の当たりにしています。アロマのケースを開けると「いい匂いですね」と言ってくださるお客様の時はどんなブレンドでもとてもいい香りに仕上がります。すべて気（エネルギー）で動かし

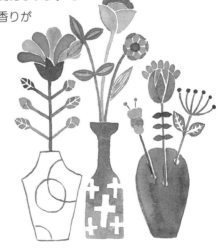

ているのだと感じます。

　お花を飾ると長く咲いていてほしいなって思いますよね。そんな時、毎日の水替えの際に「きれいだね」とか「ありがとう」とか声をかけることでお花もちがよくなります。お水もフローラルウォーターに変えるとさらにもちます。フローラルウォーターとは、精油を抽出する際に生まれる、精油成分を含んだ香りを持つウォーターのことです。抗菌成分が含まれるため、お花がより長もちします。いずれにせよ、植物を大切にしているという気がなせる技なのかもしれません。

 **7月22日　ヘッドケアのすすめ**

　キャリアオイルに精油をポトリ……。そのオイルをシャンプー前にヘッドケアに用いていき、その後シャンプーをします。髪がやせてきた、抜け毛が気になる、という方々が続けていかれた結果、「髪にコシがでてきた」、「髪のツヤがいい」、「抜けにくくなった」とメッセージがきました。

---

**精油**

ローズマリーシネオール　3滴
オレンジスイート　3滴
椿オイル　20㎖　　　をブレンドします。

---

※髪は血余。活血作用のある精油ブレンドをします。
※ヘッドには、胆・膀胱経が通り、養心安神の有用性のあるツ

ボも多く点在しています。

頭皮ケアはストレスケアにもつながります。

 **7月23日　ごはん⇒米⇒気⇒氣！**

漢方でいう「気」は"エネルギー"のことで、この気が不足した状態を「気虚」といい、補気することが必要です。気は飲食物から作られます。「気」はもともと「氣」という文字でした。「メ」ではなく「米」です。まさにお米は補気の源です。

　気にはいくつかお仕事があり、①推動②温煦③防衛④気化⑤固摂を担っています。身体中に気は存在しているため、「気虚」の状態は様々な不調が出てきます。

**気虚の状態　（エネルギー不足）チェックしてみましょう**

- □　「疲れた……」が口ぐせ
- □　食事の後すぐに横になってしまう
- □　人から「元気ないね」と言われる
- □　やる気が出なくてダラダラしてしまう
- □　よく風邪をひく
- □　花粉症で毎年困っている
- □　よく下痢、軟便になる
- □　汗がなかなか止まらない
- □　月経がダラダラと続いている
- □　記憶力が落ちた気がする

**7月24日　男女が入れ替わる？　似る？**

　人は「腎」に精を宿し、そのエネルギーを用いて生きています。まさに精は命そのもの。更年期を境に男性も女性も精のエネルギーが減少します。男性は陽、女性は陰という性質をもつ生き物だと漢方ではみなしていますが、この男性の陽の勢いが少なくなるのと、女性の陰の勢いが少なくなるのとで、暑がりの男性が冷えやすくなったり、冷え性の女性が暑がったりと、何だか反対になっているようにみえる時が出てきます。

　いくつになっても精を大切にし生きていくことで、女性はずっと女性です。潤い、しなやかさ、柔らかさをもって生きていたいなと思います。陽虚・陰虚が深まるととても老けてみえます。腎虚は漢方の得意分野です。男性の精、女性の精を補い、人生を最後の１日まで、丁寧に生きて、身体を使っていきましょう。

 **7月25日　成功の反対は？　成功の香り**

　以前「失敗したくない」と言われたことがあります。私は人のエネルギーをとても感じ取ってしまうため、この言葉の裏には「あなたのようにたくさんの失敗をしたくない」という意味で発せられた言葉であると認識しました。嫌な気持ちでしたが、私は思うのです。チャレンジに失敗はつきもので、チャレンジするからこそ成功も存在するということ。だから、失敗と成功は反対側ではなく、隣に存在するもの。では成功の反対は何か

というと「何もしないこと」だと思います。失敗を嫌がって何もしないと成功はないのです。それも生き方なのでいいと思います。でもやりたい事、叶えたい事があったら進めばいいし、たとえ失敗したとしても得るものが多くあるはずです。

　この肉体で人として生きるのは短いのです。ならば、全てに挑戦して命の時間を創り上げることに意識を向けてみるのもいいのではないでしょうか。

〈恐れることなく冷静に楽しく進む心をサポートする香りブレンド〉

ゼラニウム　　　　2滴
サンダルウッド　　2滴
ローズウッド　　　3滴
キャリアオイル　　20ml
※ロールオンの容器に入れて手首に塗布しましょう。

 **7月26日　熱中症予防に漢方の知恵**

　毎年多くの方が熱中症で救急搬送されています。気を付けて水分をこまめに摂取していても軽く頭痛が起きてしまった経験をお持ちの方は、私の周りにもたくさんいらっしゃいます。気を付けていてもなってしまう……これを防ぐのが漢方の知恵です。

〈熱中症予防〉

補陰（体内に潤いを補う）

＋　収斂（汗が必要以上に漏れ出るのを防ぐ）

＋　補気（エネルギーを補って夏バテから守る）


**漢方ケア**……麦門冬＋五味子＋人参

**漢方アロマケア**

　……ゼラニウム＋サイプレス＋ローズウッド

 **7月27日　冷たいものを取りすぎてしまった人へ**

　アイスクリーム、かき氷、アイスコーヒー、冷たいビールと冷たい食べ物を胃に送り込んでいる方。「寒湿困脾」といって胃腸の機能がdownしていきます。暑い夏、つい冷たい食べ物にいきたくなりますが、ほどほどにしましょう。「脾の機能」がdownしてしまうと、かかわりの強い「肺」や「腎」にも影響を及ぼし、後々「髪がよく抜ける」「花粉症がひどくなる」といったツケが回ってしまうことにつながります。夏でもできるだけ胃腸には温かな食べ物を送りましょう。

〈寒湿困脾の特徴〉

頭重、食欲不振、悪心嘔吐、腹痛、下痢や泥状便、おりものが増える、体が重い、むくみ　など

**7月28日　困った時のフランキンセンス**

　人間の世界にもあるんじゃないかな？　と思うのが「○○さ
んがいるから大丈夫」とみんなから思われている「○○さん」
の存在。この○○さんが精油でいう「フランキンセンス」では
ないかなと思います。

〈フランキンセンス〉

カンラン科　樹脂

【成分】αピネン、パラシメン、リモネン、ミルセン、
　　　　サビネン、αテルピネオール、β-カリオ
　　　　フィレン、1.8シネオール　など

【有用性】活血止痛、養心安神、補益肺気、生肌
　　　　平性／肝・心・脾・肺へ帰経

心に身体にフェイシャルにと、有用性の広い精油。心
を鎮め自分をみつめさせてくれる香り。免疫力の低下
した身体を優しくバックアップ。お肌においては、乾
燥したお肌、しわ予防など、アンチエイジング的な有
用性があり、人気の精油。

　フランキンセンスは抽出部位が樹脂ということもあり、香り
のブレンドがいまひとつ決まらない時に1～2滴入れると他の
精油をつなぎ、チームにしていける気をもっています。

**7月29日　夏の自由研究にアロマハーブバスソルト作り**

　火を使わない簡単な、それでいて見た目もきれいで実用性の
あるアロマクラフト。ハーブを用いたバスソルト作りは小学生
の自由研究におすすめです。ハーブの種類を変化させ、様々な
バスソルトができ、そのハーブの有用性なども調べてまとめて
いくことで知識も深まります。

**準備するもの**

透明なガラス瓶　内容量200mℓ　1個

バスソルト　適宜

ドライハーブ　2〜3種類

精油　オレンジスイート　2滴

　　　イランライン　2滴

**作り方**

① 　ガラス瓶にバスソルトを2cm入れる

② 　重ねてハーブを入れ、ソルト→ハーブ→ソルト→
　　ハーブを交互に入れ、ガラス瓶
　　をいっぱいにする

③ 　最後に精油を入れてシャッフ
　　ル！　完成です。

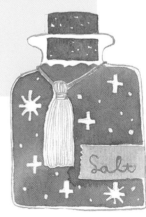

　ドライハーブは色がきれいな、ローズ
マリー・レッドローズ・カレンデュラな
どがおすすめです。

**7月30日　寝苦しい夜に……**

「蒸し暑くて眠れない。かといって、エアコン温度をそんなに下げたくない」という時に、ぜひ"ミント系"の精油を芳香してください。ティッシュに２〜３滴落とし、枕元に置きます。鼻の近くがいいでしょう。ミント系の精油は寒性の性質をもち、体感温度が下がります。清涼感のある香りも手伝って、スッと眠りにつけるはずです。

> **ミント系の精油**
>
> ペパーミント・スペアミント・アルベンシスミント
> など

 **7月31日　甘いものが好きな人はもしかして……**

　好きな味覚によって性格や体質、物のとらえ方の違いが出ています。ついつい甘いものに手が出てしまう方……。もしかして、繊細で傷つきやすかったりしませんか？　人のお世話を焼く方だし、細かなことに気が付いたり、怒る時もずーーっと溜めて溜めて、爆発!!　みたいな（笑）。これ、脾の力が虚している方のあるあるです。もし生きにくい、悩みやすい、些細なことも気にする性格を何とかしたいなら、性格（心）ではなく、身体を変える。それも味覚に変化をもたらすっていうことをやってみてください。甘いものに手がいくよっていう時は、あ

えて苦い食べ物を口にする。少しずつご自身の思考パターンから抜け出せるかもしれません。

| 苦味の効能 |
| --- |
| 清熱解毒、消炎、燥湿鎮静 |

| 苦味の食べ物 |
| --- |
| ゴーヤ、ふき、アロエ、緑茶、菊花、パセリ　など |

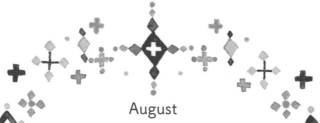

August

# 8月

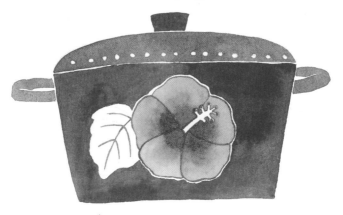

ハイビスカス……「私はあなたを信じます」

「人に頼る。人に甘える」
こんなことが私はとても苦手でした。
今も苦手ではあります。
でも今はあえてチャレンジしています。
甘えるって悪くない。
人の役に立つことを無意識に自らに課している女性は
少なくありません。
いいのです。
わがままで。ダラダラで。
これまでやらなかったこと、おもしろいですよ。
甘える、甘えられるって本当は
その裏側に相手を信じている……という心があるんですよー。
だから思いっきり甘えてみましょう。

## 8月1日　夏だけじゃないその漢方

　麦門冬、人参、五味子のたった３つで構成されている漢方、生脈散。夏、汗をかきすぎる季節によく用いられています。だから、夏だけってイメージをもたれやすいのだけれど、実は年中活用のシーンはあり、実際この漢方で風邪をひきにくくなったといわれるケースは少なくありません。たしかに構成生薬の五味子は収斂作用があり、毛穴の管轄にはすぐれているので、余分な汗（津液）や気（エネルギー）を外に出さないため、夏に活用されるのはわかります。でも、他の生薬を考えると用途はとても広いことがわかります。

　「麦門冬は滋潤」「人参は補気」の力をもつため、季節問わず「疲れたーっ」て時や「身体に潤いを入れたい」時などにもとても重宝します。漢方を取り入れる時、パッケージに書いてあること以外でのシーンで用いることが多々あります。生薬を一つ一つみていくと、よりその漢方が理解できます。

 ## 8月2日　アロマライフの価格

　精油やキャリアオイルは植物たちからのスペシャルなエネルギーのつまったエッセンスです。だから決して安くはないですが、高価、安価といった値段で選ぶもの、世界ではないと思っています。「安いから買う」っていう思考があるうちは、精油の真髄には気づけないです。精油１滴が生まれるまでの過程は、植物の一生そのもの。値段ではないのです。１滴が心や身体を

どれだけサポートしているか。心から精油を迎え入れた時、はじめて気づけるエッセンスのありがたさ。値段ではなく、そこにある本物のすごさにふれてください。

 ## 8月3日　グレープフルーツで社交的空間に

　精油で人気なのはオレンジ系、柑橘類です。中でもグレープフルーツはダイエットの方をはじめ、気鬱状態からの脱却や消化促進などにも有用性があり人気です。構成成分d‐リモネンが95％超えることはオレンジスイートと類似していますが、オレンジにはない、香りの奥に軽く苦みやえぐみといった大人の雰囲気も感じられます。微量成分としてのアルデヒド類、ケトン類、オクタナール、デカナールといった成分の集合体がオレンジにはない香りを醸し出します。

　私はいろいろな場所で漢方アロマのお話をさせていただきます。そこに集まってくださる方々がすぐ打ち解けてくださるとホッとします。オレンジ系、d‐リモネンの力は緊張をほぐしたり、幸せ気分をもたらしたりと、社交性を出すことにもパワーを与えます。グレープフルーツは、そこにプラスαとして少し大人な演出が可能です。人の集まる場所にはグレープフルーツの精油を用いて、すてきな社交的空間作りもいいものだと思います。

**8月4日　頼りになるツボシリーズ**

---

### 気海

. . . . . . . . . . . . . . . . . . . . . . . . . . . . . . . . . . . . . . . . . . . . . . . .

**場所**

おへそ下指2本分。

**ツボの効果**

気の集まる場所。疲れたーとか気が

上にいってしまっている時に押してください。

**ケア法**

マンダリン3滴、マージョラム2滴、ジンジャー2滴、

キャリアオイル20mℓでトリートメントオイルを作って

気海に塗布し、気持ちいい圧でグーっと押しましょう。

気海

---

 **8月5日　目力は神がわかる！**

「神」とタイトルにありますが「神」と読んでいただき、「精神状態のこと」を指します。漢方処方や精油選択の際に望診を行います。精神の状態は目に現れます。目力のある方は実証といってエネルギーが満ちている方が多く、逆に目力が弱い方や、ふし目がちな方は虚証といって、エネルギー不足が考えられます。私は虚証なので、目に力がある方に憧れます。目の色でも体調を診断します。

| 赤 | 体内に熱がある | 白 | 目頭の白さは血虚 |
|---|---|---|---|
| 黄 | 黄疸 | 黒 | 目のまわりが黒いと腎虚<br>もしくは冷え |

　目は口ほどに物を言う。きれいな瞳。大切にしたいですね。

 8月6日　爪のたて線が気になる

　ツメが割れやすい、欠けやすい、たて線が入ってしまう。これは「肝」に貯蔵している「血」「陰」不足が原因です。五臓は自分たちのことを人体の柱と知っています。おうちも柱が折れると傾きますし、場合によっては倒れるでしょう。なので、五臓は倒れるわけにはいかないため、自分の管轄している部位、器官に信号を送ります。肝の状態を知らせる一つの手段が爪なのです。爪が割れる、欠ける、たて線を気にしてネイルで隠そうとせず、身体ケアしましょう。肝血虚は放っておくと、月経トラブルや更年期にもかかわるため大切に考えてください。

 8月7日　何回噛んでいますか？　ごはんの時

　あまり噛まずに、次から次へと食べ物を口に運んで飲み込んでいませんか？　ひと口を味わうというより、口の中で色々な食べ物がミックスされ、素材というよりは味つけを楽しんでいるようにも思えます。これ、胃腸にはとても負担が大きく、脾気虚の場合、食べ物からのエネルギーを作り出し→キャッチし→巡らせることが苦手となっていきます。要するに、燃費の悪

い身体となるわけです。ガツガツではなく、30回噛んで食べましょう。口の中でも消化酵素が充分出て、胃腸の負担が減り、エネルギーを生み出しやすくなります。きっと今、10回未満しか噛まない方が多いはず。30回噛むと結果、お肌もきれいになります。

 ### 8月8日　香りで自分を演出

香りは目に見えなくとも、私たちを後押ししてくれる強力な存在。でも、どんな香りを身につけよう……と思われる方も。

そこで、季節に合わせた香りのご提案です。お仕事に、プライベートに、季節ごとに、ご自身の演出をするのも楽しいですよー。

| 春 | 夏 | 秋 | 冬 |
|---|---|---|---|
| 柑橘系を中心に疏肝し、ストレスケア。フレッシュな香りで演出。 | 涼性の精油で暑さから守って、さわやかな演出。 | 抗ウイルス＋潤いをプラスする落ち着いた香りで演出。 | 温かさと華やぎをイメージした香りで演出。 |
| オレンジスイートネロリプチグレンブレンド | ラベンダースーパーアルベンシスミントレモンバーベナブレンド | サンダルウッドローズウッドニアウリブレンド | ジャスミンイランイランマンダリンブレンド |

 ### 8月9日　運動が大好きだけど、それで大丈夫？

「食べる」「寝る」そして「スポーツ」、健康の秘訣でもあります。でも、全員が全員ハードなスポーツをがんばった方がいい

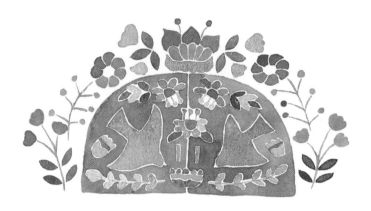

かというと、そうでもありません。実証タイプの方（エネルギーに満ち溢れ、筋肉に弾力があり、疲れにくいなど）は、ハードなスポーツが向きます。虚証タイプの方（虚弱体質、筋肉やお肌にハリがない、疲れやすいなど）は、ウォーキングなど気分転換ができる感じが向きます。ご自身の体質にあった運動で、より快適な生活を作ってください。

 8月10日　ペパーミントは両方もっています

　私は、年がら年中、ペパーミントを活用しています。日々レッスンをしているため、頭、一応使っています。ペパーミントは、モノテルペンアルコール類のℓ-メントールが主成分です。このℓ-メントールは、中枢神経の作用を両方もっています。「刺激して活性化、頭脳明晰」。もう一つは真逆の「鎮静や安眠へと向かう」という有用性です。活用する量によって作用が両方にふれていくペパーミント。頭を使う日々をお過ごしの方は、このペパーミントは必要だと思います。

**8月11日　唯一無二の存在は私たち一人一人です**

　私が生まれてきた意味。

　限界を決めない。

　常識といわれる大きな古い概念にとらわれない生き方をして
いく。

　精油と出会って

　漢方と出会って

　あなたと出逢って、気づき目覚めた。


　魂にも陰陽があるように感じます。女性としての陰エネル
ギー、男性としての陽エネルギー。これらが一対となり完成さ
れる世界もあるでしょう。でも、もう一つ言えるのは、一人の
人間の中にも、陰と陽の両方のエネルギーがもともと存在する
ということです。「ノンバイナリー」という言葉があります。
性別にとらわれない、男女二元論にとらわれないという意味の
言葉です。女性だから、男性だからとして生きることではなく、
唯一無二の存在として、陰陽バランスを一人の人間の中でとっ
て、これからを生きることが大切なのではと感じます。

 **8月12日　走った後は　これをやる！**

　朝ラン、筋トレ女子（なんちゃってなのですが）です。走っ
た後（とっても遅くしか走れませんが、10㎞完走です）やト
レーニングの後がとても大切で、疲れを残してしまうと次の日

のお仕事にも支障が出てしまうため、即！　アロマでケアします。トリートメントオイルを作って、トリートメント（マッサージ）すれば効果的ですが、塗布しておくだけでも充分、違いが感じられます。

〈スポーツ後のおすすめ漢方アロマブレンド〉
・ジュニパーベリー 2 滴　　・ウインターグリーン 2 滴
・ゼラニウム 2 滴
・ラベンダー ang. 2 滴　　・ローズマリーカンファー 2 滴
・キャリアオイル 20㎖

　鬱滞除去、鎮痛、筋肉弛緩の有用性をもつ精油＋潤い、鎮静の有用性を加えたブレンドです。

 8月13日　シトロネラは夏だけのものか？

　シトロネラという精油は、蚊が嫌う香り分子、シトロネラールやシトロネロールを含んでいるので、虫よけスプレーや虫刺されジェルなどに活用されるイメージかもしれません。もちろん、私も毎年、虫よけスプレーには、シトロネラは欠かせない精油ですが、夏の虫よけスプレー作りだけに活用しておくのは、もったいない一面をもっています。抗炎症や筋肉弛緩作用のあるシトロネラール、シトロネロール、酢酸グラニルに酢酸シトロネリル、は全体の成分の70％ほどになります。肩こりや筋肉痛の予防にも有用性があります。又、グラニオールが30％

ほどのため、抗不安、抗メランコリックなど心的な面のバック
アップにも。シトロネラは夏だけのイメージでは、もったいな
いですね。

 ### 8月14日　おばあちゃんと荒城の月

　私は、おばあちゃんっ子でした。まだ、おばあちゃんが生き
ていた頃、私がピアノを弾いていた時、横に座って聴いてくれ
た時のことです。「おばあちゃんはね、亡くなった時お葬式で
荒城の月を歌ってほしいんだよ」と言いました。おばあちゃん
が大好きだった滝廉太郎作曲、荒城の月。97歳で宇宙に戻っ
たおばあちゃんに精一杯の歌を送ったあの日。祭壇に飾られて
いたユリの花がかすかに揺れていました。おばあちゃんが「聴
いているよ」のサインを送っていたのだと思います。

　ユリはリリーの精油abs.で抽出されますが、なかなかお目
にかかれず、大変貴重な精油です。カサブランカの香りを想像
してみると、多幸感、気持ちの高揚を起こさせる精油と想像で
きます。いつか出会ってみたい精油です。

 ### 8月15日　ありがとう！　メラニン色素

　メラニンはシミのもと！　ということで、やっかいもののイ
メージですが、メラニンは本来私たちの肌を紫外線から守る黒
い傘みたいな存在です。メラニン（黒い傘）を増やしたくない
と思ったら。是非ご自身で日傘をさしてください。様々なUV

製品がありますが、漢方アロマ的には、シアバター、ホホバ、ローズヒップ、ラベンダーで手作りUVをおすすめします。

　私は、ずっとUVカット製品を購入したことがないけれど、このシアバターたちのおかげで、お顔にシミがほとんどありません。あともう一つ。シミのケアは体内の血が大切。瘀血の多い身体はシミが多くなります。

 **8月16日　起きられる漢方の力**

　なかなか朝、起きられない方、二度寝が大好きな方、いらっしゃいますよね？　これ「根性ない」「ぐーたらした性格」という問題ではないのです。五臓でいう「脾」＝消化、運化に関わる臓器はお仕事の一つとして「昇清機能」といって気（エネルギー）を体内で上部へ引き上げることを担っています。この「脾」が「虚」した状態であると昇清機能が充分働けず、気が上がりにくくなります。気が昇らないと起き上がるという朝の動作に支障が出ます。朝が起きられないのは、心のせいではなく、原因は「脾気虚」の可能性もあります。

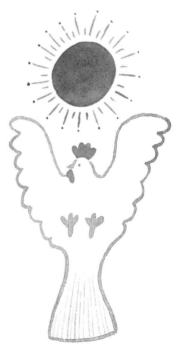

**8月17日　食べ物が漢方の効きを邪魔していることがある**

　何か体調がおかしいと「何をすればいいのだろう」「何を飲めばいい?」「何を食べた方がいいのかな?」と、どうしても「補う」ことをして治そうとしますが、実はその前に「体内の痰湿（老廃物）」をさっさと片付けた方が早く楽になります。おうちの中と一緒です。すてきな物を買っても、おうちにゴミが多いと残念な結果になります。それと同じ状態が体内で起こっています。「瀉して補う」＝「片付けて入れる」。漢方にも順番があります。

 **8月18日　わーわー言うよりやる　夢語って死ぬ?　それとも前へ一歩出す?**

　「夢を語る」って楽しいですよね。人の夢を聞くのも楽しい。で……その後ですよね。夢を実現へ向けられる人はスピードがあります。準備が整ってから……と思っていたら遅いと私は思います。時は流れています。時は波と同じです。波に乗ること。波がこなかったら、もう全力で自力で行く!　波を起こす!　わーわー言ってる時間あったら腹くくってやりましょう。わーわーではなく冷静に、そして心が躍っているなら、必ずできます。それには、よく食べ、よく寝て、気が満ちていることが大切です。気は漢方＋アロマで強力バックアップが可能です。

**8月19日　痛みはイヤだけど教えてくれる**

　身体のどこかが痛いとイヤだったり不快だったりしますが、身体は、私を守るために、痛みを出しているとわかると身体を思いやれる心になります。痛みの部位、またそれを司っている臓に邪気が存在しますので、それを見極めてケアをしていきます。その際、気血津液が充分存在し滞っていないかをみていくことは必須です。

| 気滞 | 気血両虚 | 瘀血 | 水滞 |
|---|---|---|---|
| 気の滞りで痛い。ほぐすと痛みがとれやすい。リフレッシュが必要です。 | 気も血も足りなくて出る痛み。だるさと共にどよーんとした痛さ。補う、休むことが大事。 | 血の粘性が高い状態の痛み。シコリ、固まりがあり痛みはしつこく取れにくい。活血は必須。 | 不要な湿（老廃物）が邪気となり、経絡を滞らせた痛み。身体が重だるく雨降り前などによく痛みが出ます。利湿が必要。 |

 **8月20日　気って見える？　感じる？　確かにあるもの**

　気は感じきると見えるものです。今、見えなくても「感じる」ことはできます。確かにあると感じている人は多いはずです。そして、気のすごい所は、「気は飛ぶ」ってことです。「〇〇さんのこと好きー」って思っていると、その人がこちらの気持ちを知っていたり、「〇〇さん苦手」って思っていると、向

こうも「嫌い」ってエネルギーを返してくることだって経験あ
りますよね。「気」って見えないからこそ大切に扱わないと、
ある意味恐いなぁと思います。気が足りない時は、漢方やアロ
マで補うこと。そして、自然の中に戻ることで補気できます。
大自然の中で深呼吸です。

 **8月21日　つまってる　目に見えないものが原因の食欲不振**

「お腹は空いている気がしているけど、食べられない。何かつ
まってる気がする。」そんな時は、見えない邪気が気道をふさ
いでいます。ほとんどの場合、ストレスが原因で起こります。
現に、ストレスのもとがなくなった途端、おなかがグーって
鳴って、今度は大量に食べる！　なんてことが起こります。ス
トレスのもとがすぐに解決できたらいいのですが、解決までに
数年、数カ月とかかる種類のストレスだと毎日の漢方養生で、
身体を守る必要は高くなります。ストレスが長いと、病気の種
（梅核気）が作られるから、種を取り去っていきましょう。

〈気を巡らせ、ストレスケアの漢方〉
芍薬・白朮・甘草・茯苓・当帰・生姜・柴胡・薄荷

**8月22日　頼りになるツボシリーズ**

---

### 三陰交

・・・・・・・・・・・・・・・・・・・・・・・・・・・・・・・・・・・・・・・・・・・

**場所**
　内くるぶしから指４本分ほど上の
　骨のきわ。

**ツボの効果**
　女性のお悩みにはとても大切な経
　穴。
　月経トラブル・冷え性などに。

**ケア法**
　ローズマリー３滴、サンダルウッド２滴、
　フランキンセンス２滴、キャリアオイル20㎖
　でトリートメントオイルを作って三陰交に塗布し、気持
　ちいい圧でグーっと押しましょう。

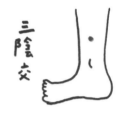

---

 **8月23日　コレステロールを気にしているのですか？**

　コレステロールは、身体の中の脂質の一つで、別に悪者では
ありません。身体の働きを調整し、胆汁酸を作るために必要で
す。でも、コレステロールの異常が起きることで、脂質異常が
見られるようになり、場合によっては動脈硬化の原因、血栓が
でき、脳梗塞などを引き起こしたり、ガンや脳出血を引き起こ

したりします。

　いずれにせよ血の状態が悪いので、活血化瘀は必須です。コレステロールの値が高い方をみると、お顔にシミが多いケースがみられます。シミは瘀血が多い人が作りやすいため、身体の外をみると、内側が推測できます。サージというオイルはグミ科の植物の果実からとられますが、

①お肌に潤いをもたせる　　②抗酸化作用が高い

③抗炎症、皮膚組織再生　　④潤腸作用

⑤活血・血脂降下作用　など、

　たくさんの有用性を秘めています。食事や運動改善は基本ですが、オイルを味方につけると心強いです。

 **8月24日　頼りになるツボシリーズ**

---

### 血海

・・・・・・・・・・・・・・・・・・・・・・・・・・・・・・・・・・・・・・・・・

**場所**

　ひざの骨の上（内側）から指3、
　4本上。

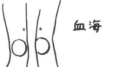

**ツボの効果**

　月経痛の方は、よく痛がるところです。

**ケア法**

　クラリセージ2滴、ゼラニウム2滴、オレンジスイート4
　滴、キャリアオイル20㎖　でトリートメントオイルを

---

作って血海に塗布し、気持ちいい圧でグーっと押しましょう。

 **8月25日　女性が水虫になっている？**

　ドラックストア勤務時代によかったことは、世の中の方々が、どの季節にどんな疾患にかかってどんな薬を求めているかを、毎日見られたことです。夏は水虫薬が店頭、それも一番目立つ所に並びます。そして、よく売れていました（こんなに多くの方々が水虫なんだ！って知りました）。それまで、男性のかかるイメージ（失礼）でしたが、女性もけっこういました。水虫の原因に白癬菌がいわれますが、この菌は高温多湿が大好きで元気になるため、日本の夏は増えてしまいがちです。では、どうするべきか？　高温多湿を好むことの逆を身体で作ればいいわけです。体内の熱（内熱）を興奮させるような食べ方や精神状態から離れること。湿（老廃物）がたまる食べ物をやめ、胃腸を整え、すっきりした体内を作っておくことです。それでも、水虫になってしまったら、アロマ的なケアもあります。

〈抗真菌の有用性アロマ〉

シナモン2滴、ティートリー3滴、ラベンダー ang. 3滴、これらをキャリアオイル20mℓに希釈して足浴します。その後、きれいにタオルドライした足（水虫部分）に、オイルを塗布します。

**8月26日　パチュリの漢方**

　上級者の香りパチュリ。土の香りとか、墨汁の香りがするとも言われ、アロマ初心者の方は苦手な方がいらっしゃるけど、嗅覚が育っていくにつれ、有用性も素晴らしいパチュリの香りは、力強さと揺るがない安定の香りに感じられ、安心すら覚える香りです。パチュリは「藿香」という生薬から抽出されます。藿香は下痢や腹痛など胃腸にきた夏カゼなど、体内の湿や熱をとることが上手です。アロマのパチュリも藿香と同じ有用性があります。海に囲まれた国で暮らすと否が応でも湿邪が体内に入ってしまいます。体が重だるい時は、このパチュリでお風呂に入ることもおすすめ。とてもすっきりします。

 **8月27日　根本治癒と時間の関係**

　標治と本治といって病気には2つの治し方があります。標治は、今現在出てしまっている不調に対応すること。俗にいう対症療法です。これは、やはりスピード重視です。漢方には、即効性がないと言う方がいますが、それは間違いです。正しい証で出された漢方は良く効きます。

　本治は、病気を起こしている体質を根本から治療していくことです。こちらは、時間を要するケースが多くみられます。長い時間をかけて、今の不調を作った体質のため、根本的なケアは、生き方そのものを見直すことにもつながります。一度、身に付けてしまった習慣を手放すことは、とても大変な様子がみられ

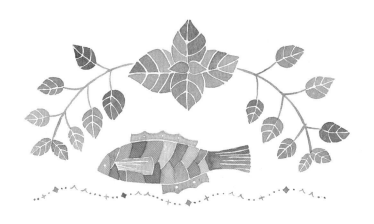

ますが、覚悟を決めた方は、快方に向かわれることが多いです。

 **8月28日　瞑想と覚醒サポート　サンダルウッド**

　サンダルウッドは、白檀の香り。主成分はセスキテンペンアルコール類でベースノート。心を鎮静させ、自らを客観視し、冷静さを取り戻す。高ぶる気を中庸にし、しっかりとグラウンディングすることに気づかせてくれる精油です。

　目に見えるものにとらわれないで心の声を聞いてください。

　瞑想する際にも向いています。ティッシュに１～２滴垂らして瞑想の時間。心が平らになったら、真実が見えてくることがあります。瞑想は、覚醒へとつながります。香りの力は、真実へ連れていく力です。目に見えるものにとらわれないでください。本当のことは外側ではなく、あなたの中にあることに気づくことができるかもしれません。

**8月29日　日焼け後のお肌に……！**

　日焼け後のお肌にラベンダーの有用性を5／3に記載しています。今日は8／29。ひと夏が終わろうとしていますが、夏終わりの日焼けの後のお手入れは鎮静だけではなく、これからやってくる秋冬に向け、潤いを入れながらの鎮静が大切です。又、シミ対策として活血力のある精油もプラスします。おフロ上がりに、焼けたお肌に毎日のケアをはじめましょう。

〈夏のダメージ　肌養生　＋　秋冬の肌対策　アロマ〉
ラベンダー ang.　３滴　＋　ゼラニウム　３滴　＋
クラリセージ　２滴　＋　ホホバオイル　20㎖

※お風呂上がりにローションの後のお肌に塗布しましょう。

 **8月30日　ストレスで眠れない人をさすると……**

　ストレスは、不眠を起こしやすくします。イライラで眠れない方もいれば、落ち込んで眠れない……、緊張で眠れない、眠れないっていうことで又、ストレスがふくらむ……。負のスパイラルに突入していきます。漢方アロマサロンにも不眠の方が来店されますが、腕・手・指、そしてヘッドのトリートメント（マッサージ）を行うと、ほぼ全員、眠っていかれます。腕・手・指には心の経絡、ヘッドには胆の経絡があり、両方とも精神に関わる経絡です。そこに安神の有用性をもつ精油を香らせ、

適度な圧で施術を行うため、眠りやすいのです。寝息をたてて
いらっしゃるお客様を感じると、安堵の気持ちでいっぱいにな
ります。心と身体をあずけてくださっているのだなあと思って
幸せに感じます。

　眠れない時は、指先にアロマをつけて軽くヘッドマッサージ。
手ぐしで頭皮をやさしく刺激しましょう。自然に胆の経絡をケ
アしていることにもつながりストレスが和らいでいきます。

〈安神の精油例〉

マンダリン、サンダルウッド、カモミールローマン、
ティートリー、ベルガモット、ラヴィンツァラ
ラベンダー ang.、クラリセージ、ローズウッド　など

 8月31日　暑くてビールがやめられない人へ

　この夏も冷たいものをよく食べたとか、冷え冷えのビールを
ガバガバ飲んじゃったという方、いらっしゃいませんか?

　そして、①、②を感じて
いませんか?

①　秋冬によく髪の毛が抜
　ける

②　1、2月から春の花粉
　症を発症している

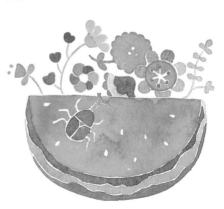

私は花粉症ではありませんが、ドラックストア勤務時に一度だけ「あれ？」と思ったことがあります。その当時は、ストレスからか毎日、濃厚アイス（クッキー＆クリームが好き）を食べていました。ひどい時は１日２個も！　そして、やってきた春。これでもか！っていうほど、鼻水がほんとに水のように流れるのです。これには困って反省。冷たいものを夏に控えるようにしたら、次の年は全く大丈夫でした。冷たいものは脾を犯します。脾は肺の母役であり、子の肺の機能（バリア機能＝衛気力）をダウンさせ、鼻の不快を起こさせます。又、脾は腎を相克し、過剰な場合、腎の管轄である髪が抜けるなどがみられます。暑い夏、冷たいものはおいしいですが、身体はイヤがっています。食欲という欲にのまれ過ぎないようにしたいですね。

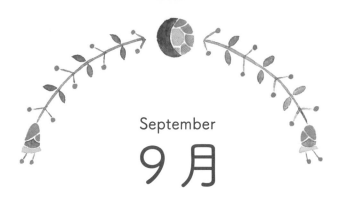

September

9 月

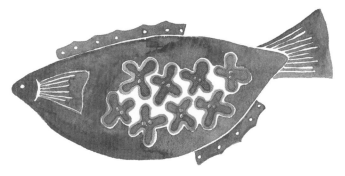

キンモクセイ …… 「謙虚」

どん底、いきどまり……。
大丈夫です
陰陽は絶えず変化しています。
だから必ず変わっていきます。
理想の人や他の誰かを目指す必要はありません。
別人のようになることもありません。
自分は完全ではないけれど
すでにそれでパーフェクトなんだ♡と
思い出しましょう。
だれかと比べるなんて古い時代は
もう終わりでいいですよね。

**9月1日　悩み事相談は相談相手の証（体質）をみるべき**

　悩み事を相談する時、相談相手の証（体質）が重要です。虚証の人が実証の人に相談すると、とんでもないことになります（物事が大きくなってふりまわされたりすることも）。実証の人が虚証の人に相談すると、堅実なのはいいけど、もどかしく感じるかもしれません。証（体質）の違いで、その後取る行動が違います。それまでの生き方や考え方が大きく違います。だから相談相手は証をみての方が納得できます。あえて逆の証の方に相談して、人生を動かす、というのもありです。

　でも……ほとんどの女性は、相談する時にはもう、答えは決まっているのにね。それでも相談するっていう行為は、ただ聞いてほしいだけだったりしますね。

 **9月2日　集中したい時のアロマ**

「考える」という行為は、たくさんの“血”が必要なため、脳への血流が必要です。血はたくさんの仕事を担っている物質だと改めて思います。活血の有用性をもつ、ローズマリー。ローズマリーはケモタイプで、カンファー、シネオール、ベルベノンの3種が一般的によく活用されていますが。脳の血流量を増やす有用性をもつローズマリーカンファーは集中力を高め、記憶力UPを助けてもらえる精油です。といってもカンファータイプは香りも強く、有用性が高いため少量の活用がベストです。集中したい時や受験生のお部屋に時折ローズマリー。「抗ウイルス＋集中力」という点で味方してくれます。お部屋で芳香浴してみてください。

**9月3日　頼りになるツボシリーズ**

---

### 足三里

. . . . . . . . . . . . . . . . . . . . . . . . . . . . . . . . . . . . . . . . . . . . . . . . . . . . . . . . . .

**場所**

　膝の骨（外側）の下から指3～4本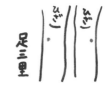
　下の骨のきわ。

**ツボの効果**

　胃の不調、食べすぎ、飲みすぎに押してみてください。

**ケア法**

　パチュリ3滴、グレープフルーツ3滴、ペパーミント2滴、
　キャリアオイル20mℓでトリートメントオイルを作って足
　三里に塗布し、気持ちいい圧でグーっと押しましょう。

---

 **9月4日　本物の香りがある生活**

　いい香りと不快な香りがあります。ラベンダーやローズ、オ
レンジといった香りは精油でもおなじみですが、科学的香料と
しても一般的です。香料は洗剤や柔軟剤などに広く使われ、ド
ラッグストアで働いていたころは、正直その匂いに頭がクラク
ラしておりました。本物の香りは、大脳辺縁系をはじめ自律神
経や大脳新皮質、記憶を司る海馬など、中枢神経に作用がみら
れます。上手に活用すれば精神面・身体面共に素晴らしいケア

が可能です。科学的香料は嗅ぎすぎると、頭痛を起こすケースがみられます。本物の香りに出会ってください。

 **9月5日　これお守りでしょ？　柴胡剤漢方＆ベルガモット**

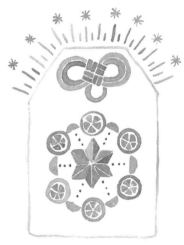

　私は毎月何本も漢方研修を受けています。柴胡という生薬はセリ科の根っこを乾燥させたものです。主に消炎排膿、滋養強壮、精神神経薬としての薬効をもっていて、荊芥連翹湯、補中益気湯、加味逍遥散などの漢方の構成生薬です。柴胡を学んでいる時ふっとアロマの精油「ベルガモット」がよぎります。ミカン科果皮から抽出されるベルガモットは上品な柑橘の香りがします。疏肝解鬱・理気・健脾・養心安神の有用性をもち、ストレスに関係するトラブルに頻繁に活用します。柴胡＆ベルガモット、共に似ている部分をもっている存在に思えます。まさにストレスから身を守るお守り的存在です。

 **9月6日　精油は生きているから**

　精油は抽出した場所、生育環境、採取した日の状況、時間、抽出所の環境、抽出法、生産者の想い……などによって、成分

が一定しません。同じ抽出所で抽出した精油ですらも、ロットごとに成分は変動します。変動する、動くということは、まさに生きている存在なのだと思います。私は聞いていて嫌だなと思うことがあって、それは「精油を使いこなす」という表現をされている方をお見受けした時です。"使いこなす"という表現、私にはできません。生きている私の大切な仕事のパートナーである精油です。物にもその人の"気"が宿ります。ましてや精油は物ではありません。精油はそうした所も全てお見通しだと思います。

 **9月7日　当帰との出逢いがこうなる**

『成人女性の約半分ほどの血液量で生活していますよ』と告げられ日、ふらつき、思考の浅さ、眠れない……これらの不調の理由がわかりました。ものすごいストレスが長期にわたっていた時で私の身体はどうやら血液を作ることを止めたような身体でした。病院では増血剤と鉄剤の治療がスタートしたのも束の間、便秘で苦しむこととなり、直感で「こんな治療では身体を逆に壊してしまう」と思い、行きついたのが漢方薬局でした。そこで処方された漢方が「当帰」という生薬が入った漢方薬。補血剤としてとても頼れる漢方です。１年ほどまじめに飲み続け、以前の不調はなくなったという経験があります。私は元々公務員で、中学校音楽教師です。そして現在は漢方薬店、漢方アロマスクールの経営者。まさかあの当帰との出逢いが……。こんな人生展開になるなんて。不思議ですが、必然の流れだとも感じます。漢方、アロマ、そして音楽が大好きなお仕事です。

**9月8日　花粉症からの脱出**

　花粉症ケアで漢方薬やアロマは優れていますが、土台ともなる食事がダメだとなかなか軽くなっていきません。花粉症は肺のバリア（衛気）を高めることはもちろんだけれど、胃腸の状態、バランスが悪いと痰湿（老廃物）を生み、それが花粉症やアレルギーのもととなります。花粉症対策から離れたい方は、冷たい食べ物や飲み物、お酒、生もの、甘い物、揚げ物はほどほどにしましょう。全て痰湿を生みやすく、アレルギー体質の改善からは遠ざかります。

 **9月9日　クラリセージと月経の不快感の関係**

　毎月月経の際、鎮痛薬を飲む方は、薬が効けば忘れるし特に月経痛に関して問題だと思わないかもしれませんが、本来、月経痛はなくてあたり前なのです。気滞・瘀血などが主な原因で月経は痛みとともにやってきますが、原因をなくす、又は少なくしてしまえば痛みは起こりにくくなります。

　その方法は、漢方や食事でもできますが、アロマ精油では「クラリセージ」です。シソ科の植物で花や茎から抽出します。濃厚な甘さをもつクラリセージは、肝・肺と帰経するため、緊張、ストレスの緩和、不眠など心的なトラブルにも重宝します。成分の1つスクラレオールを5％前後含有している精油なので、エストロゲン様作用に似た有用性をもちます。そのため、月経痛やPMSなどのトラブル改善を大変助けてもらえるのです。

現に毎月鎮痛薬服用のお客様に塗布し肝経絡の漢方アロマトリートメントを施すと、薬いらずになられるケースが出ます。嬉しい報告です。

 **9月10日　薬膳から始まった漢方の世界**

　中学校音楽教師をやめて、アロマと薬膳を学び始めたことが、漢方薬店や漢方アロマスクールを始めることとなった最初の学びです。中医学は薬膳から。それも薬膳スクールが４月開講だったにもかかわらず、私はグズグズしていて６月入校し、次の月には薬膳アドバイザー試験でした。が、１カ月学んでみて中医学のおもしろさにはまり……結果、満点試験通過となり、次のコースへと進むことになりました。

　私が６月に入校したいとお電話で話した時の、薬膳の先生とのやりとりが運命のわかれ道。

私「あのー、入校したいんですけど」

先生「え!?　もう６月よ、おそいわよー」

私「ですよね……。すいません、次は来年スタートですか？」

先生「……（少し間があって）あなた、できるわね。いらっしゃい。２カ月分はフォローしてあげる」

　とおっしゃてくださって。遅いスタートとなったのですが、びっくりすることに試験通過しました。あの時の先生の言葉が私の漢方アロマの道へスピードをつけてくれたのだと思います。ちなみに先生は、気功師です。「気をよむ」。私も日々精進です。

> **〈毎日行っている気功　スワイショウ〉**
> 足を肩幅に広げ後ろに両腕をふる　×　１日３分。
> 不要なものを捨て、身体を整えます。

 **9月11日　この精油を嫌いな人に会ったことがありません**

「オレンジスイート」ミカン科、果皮から抽出します。

　子どもから大人まで大好きな香りではないでしょうか？

　これぞミカン！　っていう香りで、おもわず笑みがこぼれます。ｄ‐リモネンが95 〜 98％。疏肝解鬱・理気・健脾の有用性をもち、気持ちを元気にしてくれて胃腸を整えるサポート精油。アロマの精油、何からそろえようかな……と思われたら、まずはオレンジスイートだと思います。

 **9月12日　頼りになるツボシリーズ**

---

### 天枢

・・・・・・・・・・・・・・・・・・・・・・・・・・・・・・・・

**場所**

　おへその横、指２〜３本分のところ。

**ツボの効果**

　消化能力がおちていて便の状態がよくない時に。

天枢

---

### 9月13日　大人の修学旅行……台湾編

　毎年大人の修学旅行を開催しています。お客様やスクールの
生徒さんが参加してくださり、漢方やアロマを学び、ふれる、
笑い満載の大人の修学旅行です。台湾編では、寝る間も惜しん
で遊び通した３日間でした。たくさんの生薬が店先に並んでい
たり、薬膳茶の素材を購入しに卸問屋さんへ行ったら、g売り
ではなくkg売りだったり……で驚いたりと、生薬や薬草が身近
なんだなあと感じました。

　夜遅くまでの屋台は連日だし、朝は朝で早朝からお粥＋結構
なおかずを食べている人々（１日５食だとか）……を見て思い
ました。台湾の方って実証の率が日本より多いかも。そりゃ毎
日薬膳的な食事していると、根本が揺らがなくなるよなーと。
改めて食のすごさを思います。十全大補湯鍋を帰国後、作りま
した。意外にクセになる味です。十全大補湯に入っている生薬
でおダシを取り、しょうゆ・お酒・塩で味を整えて野菜や魚、
お肉を煮てスープごと食します。補気ができるお鍋として最高
です。

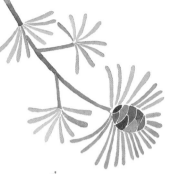

 **9月14日　コウヤマキへの憧れ**

コウヤマキは和歌山県でとれるアロマの精油です。コウヤマキ科、森の中の香りでもありますが、ただそれだけではないどこか神聖さをも感じとれる精油です。ピネンが主成分なので巡らせる有用性、特に活血作用があります。性が涼性なため、内熱のこもってしまったストレスや働き過ぎ、心の使い過ぎなどで疲労している時に有用性を発揮します。

コウヤマキは和精油なので、他の和精油とも相性がよく、月桃・すぎとのブレンドは凛とした強さと華やかさが感じられます。手首に香りをつけてみましょう。きっと特別な日に変わるはずです。

 **9月15日　幸せって決めればいいこと**

幸せは本来自分から創ること。もうすでに幸せだと気づくことだと私は思います。でも与えられる幸せを幸せだと思いやすい（見えやすいから）。幸せは毎日転がっています。朝目覚めたこと、太陽の光を浴びたこと、息を吸えたこと、ごはんが食べられていること、あったかなお風呂につかっていること、友達がいること、そして好きな人がいること、言い出したらきりがないほど、幸せがあることに気づいていけます。

そして「悩む」ってことも本当はとてもぜいたくな行為だと

も私は思っていて……。本当に生きるか死ぬかの時って悩んで
いられないのです。悩んでもいいから一つでも自分は幸せって
ことを思って眠ってください。しかめっ面ではなく、せめて眠
る時はほほえんで眠りにつける強さを持っていたいと思います。
植物はどんなストレス（自然環境）も受け入れて凛として生き
ています。アロマの精油はみんなそんなかっこいいエネルギー
をつけています。どんな時もサポートしてくれる精油とともに
ある人生。幸せって自分で決めること。自分で創るもの、最初
からあると気づくことだと思います。

 **9月16日　肌が痒い時　やめると楽になるものって？**

　乾燥して痒い。熱をもっていて赤くなって痒い。そんな時は
お肌を乾かす食べ物や、熱を付けてしまう食べ物をお休みして
みましょう。例えば香辛料、トウガラシは温〜熱性で、温める、
痛みケア、胃腸にパワーを与え消化促進などの効果はあるけど、
発汗し身体の潤いを失いやすく痒みが増したり、乾燥の度合い
も深めます。お風呂にしっかり浸かるという行為も痒みを増長
させるので、シャワーをおすすめする時もあります。一見健康
法として良いとされていても、痒い時は反対のケースが良いと
きもあります。健康法は必ず、オーダーメイドで行う方が結果
がついてきます。

**9月17日　寝具を替える　睡眠が変わる**

　同じ6時間から7時間眠ったとしても、眠っている時間帯は身体の陰陽バランスのことを考えると、夜、それもその日のうち（深夜12：00をまわる前）にはおふとんの中が理想です。夜＝陰の時間に身体の陰分（血や津液などの潤い物質）が作られるため、夜に横になることは、私たちが思っている以上に大切なことです。そして時間帯だけでなく、眠りの質も重要で、たとえ8時間寝たとしても、質が悪いと疲れを残したままだったり、そのほかの支障も出やすくなったりします。「眠ること」は心にも身体にも脳にも美容にも大切なため、漢方薬やアロマはお一人お一人の体質＝証でお出ししています。もう一つ、寝具をお気に入りに替える、カバーだけでもお気に入りに替えると、眠るという行為が楽しめます。いろいろな不調があったとしても、全て自分をご機嫌にしてあげることが大切だと思っています。

 **9月18日　名前がかっこいいと思うのは私だけ？**
　　　　　　　　　　　**ベチバー！**

　シャネルの5番にも使われていると聞いたことがある「ベチバー」は、イネ科の植物。言葉に表すことが難しい香りですが土とか牛蒡みたいな香りがします。ベチバーは"根っこ"という意味があり、漢方的にみても脾に帰経するので「土」の性質をもつ精油です。グラウンディングが弱く、自分の軸がなくなっている時、人に流される時、自立せず依存し生きようとし

ている時など、いずれ限界がやってきます。ベチバー単体ではなく安神できるラベンダー ang. やサンダルウッドとブレンドし、心のケアとして活用してください。本来のあなたを取り戻せる扉が見つかります。

 ### 9月19日 「満ちる」 あるものを見る

「ある」といったら「ある」し、「ない」といったら「ない」。感覚って人それぞれですよね。お財布に1000円入っていたとして、1人は「1000円入っている」と思うし、1人は「1000円しか入っていない」と思うとします。とするなら、前者の方が生き方としてトータルでみると幸せ度が高くなります。治療も同じです。例えば皮膚疾患。"痒み"をどうとらえるかです。改善している部分があっても、「まだ痒い」という思いを強く持つか、「痒いけど赤みが減っているのでこの調子で頑張ってみよう」と思うかでその後の治療結果が違ってきます。〇〇がない、〇〇ができない、と「ない」ばかりを見つけていくと心も身体も病気になりやすくなります。あるものに目を向けると、実は幸せしかなかったことに気づけます。

 ### 9月20日 おしりの筋肉は裏切らない！！

　鍛えるとやっぱり筋肉って付いてくれます。ずーっと座りっぱなしのお仕事の方で、坐骨神経痛の方がいらっしゃいますが、筋肉が弱いのも原因の一つです。筋肉をつける漢方やアロマは

残念ながらありませんが、筋肉を鍛えた後に使うとよい漢方アロマはあります。トレーニング！　筋肉は裏切らない！　美しい筋肉、身体にこだわることは、健康へとつながります。

〈筋肉痛ケアの漢方アロマブレンド〉
ジュニパーベリー 2 滴、ウィンターグリーン 2 滴、
ゼラニウム 2 滴、ラベンダー 2 滴、
キャリアオイル 20㎖、
使った筋肉に塗布しておきましょう。

　乳酸を流す有用性をもち、鬱滞除去。疲れた身体にエネルギーを入れる、潤いをプラスする補気ブレンドです。

 **9月21日　アロマのパインはパイナップルではありません**

　パインというマツ科の精油があります。時々スクールで初めてアロマを学ぶ生徒さんが「パイナップル」と間違ってイメージされていて、ほほえましいのだけど……。
　パインニードルは森林浴の香りの中にマツならではの甘さを感じるため、好き嫌いが分かれる精油に感じますが、肺帰経と温性のため、風邪をよくひく人にはおすすめです。主成分がα（β）-ピネン、δ-3-カレン、リモネン……などほとんどがモノテルペン炭化水素類なため、鬱滞除去に優れています。風邪をひいたらすぐに鼻トラブルへと移ってしまう人は利湿としての有用性をもつパインニードルが手元にあるとサポートしてく

れます。他の肺帰経精油、ティートリー、ローズマリー、ユーカリとの相性が良く、お守りアロマになります。

 **9月22日　ワンチーム漢方薬**

　漢方薬は数種類の生薬が集まって一つのチームとなっています。複数の生薬は役割をもっていて、
君薬—その不調（主訴）を治すための主役級の生薬
臣薬—君薬を強力に後押しする生薬
佐薬—他のトラブルにも対応していく生薬
使薬—全てをまとめる生薬　　　　　として分けられます。
　君薬の生薬はどんな漢方薬でも君薬になるかというとそうではありません。その場その場で立ち位置を変える本当にできた存在なのです。私にとって漢方薬は「薬」ではなく最高の「薬膳料理」。脈々と受け継がれてきた漢方薬には底力を感じます。

 **9月23日　アリをなめてはいけない！**

　アリって自分の400倍もの重さを運べる生き物です。20種ほどのアミノ酸、カルシウム、鉄、亜鉛、マンガンなどの成分を持ちます。
　疼痛軽減、疲労回復、滋養強壮の際に、他の漢方薬と併用して活用することで治療のスピードがUPします。生薬っておもしろいなあと改めて思うのですが、植物の根っこだったり皮だったり、時には亀の甲やロバの皮や鹿の角、そして貝殻や石

なども含まれます。先人たちの目の付け所とそれらを合わせていって効能UPさせていくところは神業としかいいようもなく。漢方家の私は最近アリをみると生薬にみえるようになりました。

 **9月24日　最後はさじ加減　結局これにつきる！**

　レシピ通りにごはんを作ってもなかなかおいしく作れません。それと似ていて、漢方薬の量も予防で使うケースと治療で使うケースは違います。アロマのブレンドも同じです。たった1滴のブレンドの差はとても大きく、お客様の心によりそう強さが変わってきます。結局は感性のするどさや経験にかかってきます。漢方もアロマも自分に施しながら体感して、それをお客様に還元することが大切で、不調改善はお客様と治療家との二人三脚です。ベストパートナー（治療家）に出逢ってください。

 **9月25日　食べすぎの漢方・アロマ**

　食べ過ぎてしまう理由、背景、体質は様々だけれど、今回は「胃熱」がある方の食べすぎをお伝えします。胃熱は読んで字のごとく、胃に熱がついている状態で、発端は"ストレス"がほとんどです。つくづくストレスって手を変え品を変えて体内で邪気と化するのだなあと思います。「熱」は体内にこもっていると興奮します。胃の興奮は食欲が増していき、「食べても食べてもまだ食べたい」という感情とともに食欲を抑えることが難しくなります。興奮しているためあっさり味のものを好

むというよりは味の濃いもの、刺激のあるものを好む傾向となり、気づけば舌苔がベターとつき、口臭がしたり胸やけがしたりします。この時、ただ胃腸を整えているだけでは又食欲が異常となります。胃熱の場合は清熱瀉火、健脾、安神、疏肝理気、とケアを多角的に行う必要があります。香りは瞬時に脳への作用がみられるため、私は胃熱の方へは必ず香りのケアを入れます。漢方だけよりケアが速いです。

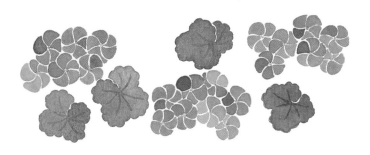

 9月26日 精油好きランキング

　好きな精油は季節によって変化しますし、年齢によっても変化しますが、多くの女性が好んでいる精油ランキングはこちらです。

| 精油名 | 五性 | 帰経 | 有用性 |
|---|---|---|---|
| ①ゼラニウム | 涼 | 心・腎 | 養心安神、補陰、利湿、補腎通経 |
| ②イランイラン | 涼 | 心・腎 | 養心安神、通経、補陰補血 |
| ③ラベンダー ang. | 涼 | 肝・心 | 養心安神、補気補血、理気、通経、清熱解毒、鎮痛 |

| ④ペパーミント | 寒 | 肝・脾・肺 | 疏散風熱、解鬱、晴目、利咽、清熱、理気健脾 |
| ⑤ベルガモット | 涼 | 肝・心・脾 | 養心安神、疏肝理気、健脾 |

　みごとに涼性の精油が人気でした。上位３本はお花。女性性UPができる精油を本能で嗅ぎわけているのかもしれませんね。

 **9月27日　何か口にできたら　横になれたら　大丈夫！**
　　　　　**しんどい時は自分のハードルを下げてみて**

　いろいろあってあたり前。悩みがあってもあたり前。しんどくてもあたり前。苦しくてもあたり前。生きている証拠でもあるから。まっいっか！　くらいでちょうどいいと思います。少しでも食べられたらOK！　横になれたらOK。これで全てOK!!　なんです。行き詰まった時の魔法のコトバ、「まっいっか！　笑」です。そしてオレンジスイートの香りでご自身を包んでください。明るいおひさまのまんまるな香り。ｄ‐リモネンの理気（リフレッシュ作用）で本当に心から「まっいっか」が言えるはず。運がいい人は切り替えが早い人です！！

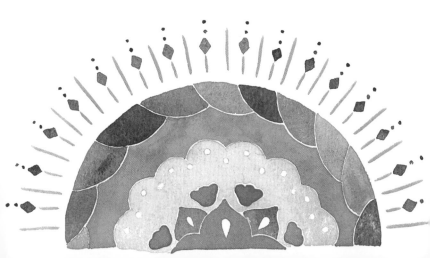

**9月28日　シダーウッドに思いを馳せる**

　シダーウッドの香りはどことなく神聖な香りに感じます。古代エジプトでミイラづくりに用いられたという歴史があるから、なおさらそういったイメージも手伝っているのかもしれません。セスキテルペン炭化水素類が主成分のため、リンパ強壮、鬱滞除去、不要になった体液を出すことが得意です。漢方的にみても腎に帰経し利湿の有効性があるため足のむくみの際にはジュニパーベリーとブレンドして腎・膀胱経絡をケアします。けっこう有用性をすぐ感じられる精油で、靴がはきやすくなったなどといわれます。

 **9月29日　どんなウイルスでもこれらをそばに置いておく
　　　　　　べし！**

　1 / 25、1 / 31の記事には漢方のことを記しましたが、ここでは抗ウイルスの有用性をもつ代表的な精油を5本。お気に入りの香りがする精油をいつもそばに置いておきましょう。いざという時、即！　サポートしてくれます。
　精油に頼ってみてください。

| 精油名 | 五性 | 帰経 | 香りは‥ |
|---|---|---|---|
| ティートリー | 温 | 肺 | スーッとした香りで呼吸を深くしたくなる香り。 |
| ユーカリグロブルス | 温 | 肺 | 鼻通りをよくするシャープな香りが強め。 |

| ラヴィンツァラ | 温 | 心肺 | さわやかでシャープな香り。なのに眠くなるのは成分のおかげ。 |
| ラベンダー ang. | 涼 | 肝心 | フローラルな甘いお花の香りとハーブの香りがミックスされている香り。 |
| ペパーミント | 寒 | 肝心肺 | スーッとしみわたるフレッシュで爽快な香り。鼻づまりに有用性発揮。 |

 **9月30日　何をしても眠れない時に**

　眠れない原因、体質によって漢方やアロマは完全にオーダーメイドです。"ミルラ"という精油があります。フランキンセンス同様カンラン科の植物で樹脂です。セスキテルペン炭化水素類が主成分。樹脂特有の深い香り、いい意味で重たさをもっています。頭であれこれと考えすぎる時に土台を意識させるグラウンディングを思い出させる力をもちます。頭でグルグル考えすぎてがんじがらめな時、ミルラの持つ落ちついた香りがその気持ちを和らげて鎮静させます。単体では活用することはほとんどないため、フランキンセンス、そしてラベンダーをプラスして、香りをブレンドしてみてください。呼吸が深まり寝つきを良くし、眠りの質を改善へと導きます。

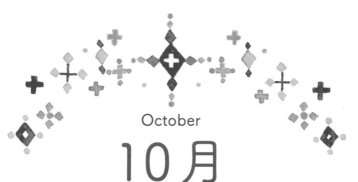

October

# 10月

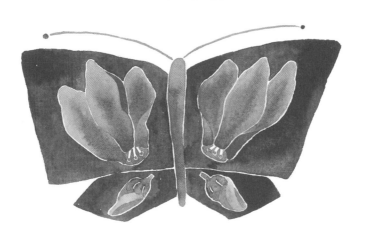

シクラメン……「はにかみ」「内気」

不安、苦しみ、やるせなさ……。
そんな気持ちにさいなまれたとしても、
その感情は表側の面だけです。
反対から見ると、もしかしてその感情は、
あなたに大事なことを気づかせるプレゼントかもしれません。
「そんなところにいないでいいよ」
「あなたにはもっと別にやるべきことがあるでしょう?」
ってことが、
少し気持ちが落ち着いた時に必ずみえてきます。

**10月1日　皮膚が痒い・カサカサ・ガサガサなタイプ**

　秋本番、乾燥が顕著になってきます。燥邪は皮膚表面や体内の大切な津液（潤い物質）にとって大敵ですが、自然界の力は大きいため、私たちの体内は津液が不足した状態へと進みます。

　皮膚が乾きカサカサし、おまけに潤い物質が不足すると、陰陽バランスが崩れ、内熱が抑えられなくなるため、皮膚表面が乾ききって痒くなります。

　クリームを塗布することは必須ですが、体内へ潤いを入れることも合わせて大切です。

〈サージ油のすすめ〉

サージはグミ科の植物で、薬用部分は果実です。免疫UP、抗アレルギー、抗酸化、老化防止、血管拡張して微小循環改善など多くの有用性をもちます。皮膚弾力UPという点で、美容漢方として取り入れる方もいらっしゃいます。

**10月2日　頼りになるツボシリーズ**

---

### 中脘

. . . . . . . . . . . . . . . . . . . . . . . . . . . . . . . . . . . . . . . . . . . . . . . . . . . . . . . . . . .

**場所**

　みぞおちとおへそをつないだ線の
まん中。

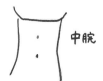

**ツボの効果**

　気の調整、詰まっているものの流れをよくします。

**ケア法**

　オレンジスイート　２滴　カモミールローマン　２滴
サンダルウッド　　２滴　キャリアオイル　20㎖
でトリートメントオイルを作って中脘に塗布し気持ちの
いい圧でグーっと押しましょう。

---

 **10月3日　五感の耳**

　耳は腎の管轄で、年齢が上がると耳が遠くなったり耳鳴りが
してしまったりする方は、腎虚が進んでいる証です。腎は五臓
の中では最後に完成され、そして最初に衰える臓器です。究極
のアンチエイジングは「補腎」です。私は中学生の音楽指導も
行っていますが、中１の男子は女子に比べ、正しい音をつかん
で歌うことが苦手な生徒がいます。でもその生徒たちも中２の

夏休みを過ぎた頃には周りの生徒とともに音を合わせて歌う生徒へと変わります。ここでも中1と中2のたった1年での腎が音をキャッチする力の差を感じています。「補腎」は一日にして成らず。毎日自分へ施してあげてください。

〈補腎の漢方アロマ〉
ジュニパーベリー（モンタナ）　2滴
シダーウッド　2滴　　　ゼラニウム　2滴
ローズオットー　2滴　　キャリアオイル　20mℓ
ひざ下に塗りましょう。

 **10月4日　実熱ってね　熱の治し方**

　熱にも種類があるので、解熱させるという一辺倒な治し方は賛成しません。実熱・虚熱、熱にも陰陽があり、捨てれば良くなる熱と、補えば快方に向かう熱があるのです。

　ここでは実熱といって、捨てれば（瀉すれば）楽になる熱の治し方をお伝えします。

陰陽バランスの取れた方

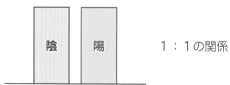

実熱の方

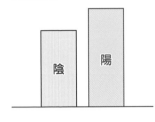

陽（温・熱）のエネルギーが
高いので熱が出ます。風邪やイ
ンフルエンザなど外邪（ウイル
スや菌）が体内に入ってきた
（外邪があふれた⇒実）ため、
熱を上げて身体は闘います。

気をつけていただきたいのは、熱が上がっている途中なのに
漢方薬などを用いて解熱しないことです。充分上がりきって外邪
と闘った後、漢方薬やアロマケアを用いて清熱解毒を行います。

〈漢方の一例〉

キンギンカ　タンチクヨウ　レンギョウ　ケイガイ
ハッカ　キキョウ　タンズシ　レイヨウカク
ゴボウシ　カンゾウ　　を用いた漢方薬

〈漢方アロマ的には〉

清熱解毒、安神の有用性
性は涼・寒の精油選択を行います。
ラベンダー（ang.、スーパー、スピカ）　ペパーミント
ローズウッド　　サイプレス　　クラリセージ
フランキンセンス　　などをブレンドしキャリアオイル
で希釈しデコルテに塗布しましょう

**10月5日 レモンマートルが人気**

レモンマートルはフトモモ科の精油。成分構成がシトラール90％以上、シトロネロール、リモネン、β-カリオフィレン…。シトラール率がレモンより多いため、レモンよりレモンの香りがします。とっても人気です。

有用性としては、抗菌、鎮痛、鎮静、理気活血、安神など。
漢方アロマ的には
四性：涼性、帰経：肝・心・肺。

肌刺激が心配なため、全身トリートメントには向きません。私はアロマクラフトで用いています。春夏用のボディジェル、気になるところへ塗布してください。

〈夏に向けて心も身体もさっぱりすっきりボディジェル〉
① キサンタンガム　4g
② キャリアオイル　10㎖
③ フローラルウォーター　90㎖
④ 精油　レモンマートル　　2滴
　　　　ペパーミント　　　　4滴
　　　　グレープフルーツ　　4滴

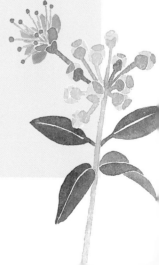

①をつぶす　＋　②　＋　③（少しずつ入れてかき混ぜて）　＋　④　＝　ジェル　の完成です。

 **10月6日　満腹作用の働き**

　秋はどうしても食欲がUPしますし、身体もためこみやすい季節に入ってきました。人間も動物なんだなあと思います。だからこのためていくことが自然の摂理であれば、秋冬にダイエットに励むことは自然の動きに逆らうことにもなり、忘れた頃（春）に不調を出す方もいます。とはいえ暴飲暴食をしてもいいわけではありません。つい食べ過ぎてしまう方はもっと気楽な方法で心に負荷なく満腹作用を働かせてみるというのはいかがでしょうか？

〈漢方アロマ的に〉
芳香浴してみましょう
　グレープフルーツ
　ベルガモット
　ペパーミント
　　　　　　をブレンド

〈耳つぼのご提案〉
**神門**：自律神経を整える
**胃**：胃腸の働きをアップ
**飢点**：満腹作用を刺激

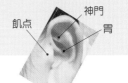

飢点　　　神門　　　胃

**10月7日　脾気虚になると…**
　　　　　**いつもトイレを探してしまう　下痢する方へ**

　燃費の悪い身体、とおっしゃる方がいます。どういうことを指しているかというと、"せっかく食事をしても、おいしいお肉を食べても、全部すぐ下痢してしまう"とのこと。

　たしかに痩せていらっしゃいます。これは消化し栄養を取り込む連携がうまくいかないことによる脾気虚という状態です。脾は胃で消化されできた水穀精微物質＝活動するためのエネルギーを上げていく役割を担っています。でもその脾が弱かったら、昇清力が落ちてしまい、結果として下痢という状態で外に出してしまいます。

| 〈いつもトイレを探している方へ届けたい漢方薬〉 |
| --- |
| ニンジン・サンヤク・ビャクジュツ・ブクリョウ |
| ヨクイニン・ヘンズ・レンニク・キキョウ |
| シュクシャ・カンゾウ　　　　　　　　を用いた漢方薬 |

 **10月8日　おみそ汁のダシ**

　五行理論を日常に用いて生きていくととても楽です。毎日のお料理で、今日は何を作ろうかなぁといった時でも「今日は身体が〇〇だから〇〇を作ろう」といった具合に、自身の体調（小宇宙）とお天気や季節（大宇宙）を考慮して作ることができるようになります。

でも薬膳的なお料理は、ある程度の知識も必要になります。そこで、簡単に五行理論を用いて毎日楽にお食事に取り入れることをご提案です。

例えば、毎日飲んでいる方も多いであろう「お味噌汁」を作る時に最後にお味噌を入れますよね。そのお味噌や、ごはんに五行理論を少し取り入れてみるのはいかがでしょうか？

| 五行 | 木 | 火 | 土 | 金 | 水 |
|---|---|---|---|---|---|
| 五季 | 春 | 夏 | 長夏 | 秋 | 冬 |
| 五穀 | 麦 | 黍<br>（きび） | 稷<br>（とうもろこし） | 稲 | 豆 |

春は麦みそ、夏はごはんに黍を入れて、長夏はとうもろこしごはん、秋は米みそ、冬は豆みそ、毎日の食卓に五行理論を生かしてみてください。

 **10月9日　咳が続いてしんどい方へ**

咳が続くと体力が消耗します。咳とともに身体のエネルギー「気」が出てしまうため、ぐったりしてしまうのです。咳の音、痰のからみ具合いを聞き、漢方アロマケアしましょう。

| 粘っこい痰がからんだ咳 | 一度出たら止まらない咳 |
|---|---|
| 体内の不要な熱を取り去って去痰、鎮咳、解毒、清熱の有用性アロマ | 体内の乾き（津液や血の不足）がみられるため潤いを入れ、深い呼吸へとつなぐ有用性アロマ |

| | |
|---|---|
| サイプレス　2滴 | ゼラニウム　2滴 |
| ローズウッド　2滴 | クラリセージ　2滴 |
| ラベンダースピカ　3滴 | サンダルウッド　2滴 |
| ペパーミント　1滴 | サイプレス　2滴 |

※キャリアオイル（20㎖）に上記の精油を希釈してデコルテライ
　ンに塗りましょう。

 **10月10日　アロマにも存在するブラックペッパー**

　食品としても摂取しているものがアロマの精油や生薬にも
なっていることを思うと、まさしく「薬食同源」なんだなぁと
思います。ミカンやミント類、生姜にシナモン、スパイス類。
食品、精油、生薬とつながっています。
　「ブラックペッパー」こちらもまさに薬食同源のスパイスです。
精油のブラックペッパーは食品とはまた違ったスパイシーさの
中に丸さを含む香りです。

　【成分】サビネン　リモネン　α-ピネン
　　　　　β-カリオフィレン　β-ピネン　δ-3-カ
　　　　　レン　など
　【有用性】補陽健脾・活血止痛・強心

　陽虚タイプ（冷えが強い方）、足浴に活用してみましょう。
ポカポカをサポートします。

**10月11日　シールドしていいんだよ**

　何でもバランスが大事です。時代が進んで"我慢"という言葉は死語じゃないかとさえ思います。

　逆に「好きなことだけ」とか「言いたいことは素直に言っちゃう、行動しちゃう」と、心の向くままに生きることが多くなってきている風潮です。きっとこれは加速していくはず。タガが外れた心はきっとその後も外れたままです。中には自分を誇示するために相手に攻め入る人もいます。

　この「我慢」という感情や逆に「好きなことだけ」という感情も、実は偏っていて不自然だと私は感じます。特に後者の「好きなことだけ、素直に言いたいことを言う」という大人をみて、言い方は悪いけど「品がない」と感じます。我慢は病気を生みます。ということは真逆にいる言いたいことを言いっぱなしの方も病気を生みます。バランスが悪いからです。言いたいこと100%でぶつかるのもいいけれど、今や忘れ去られる勢いの"奥ゆかしさ"という品のある身のこなし、心のこなし方は持っていたいと思います。

　イヤなことがあった、イヤなことを言われたら、全力でイヤ！と表現することもありだけど、「心をシールドする。ふわーっと自らを包んで、低次元の話に付き合わずにいる」という方法も私はありだと思います。まるでドラマを見ているような感じで自分の大切な所、真実の心をシールド。言いたいことを言うより高度で品があるかもしれませんね。

**10月12日　毎日出さなくていいけど　便秘に悩む方へ**

　便が毎日出ないことに気をもまれる方。その「気をもむ」という感情がますます出ない状況を作ります。便が出ないという生理現象は、消化器、腸の問題だけではなく、むしろ「肝」＝ストレスから起こっています。漢方理論では、便の排出器官である「大腸」は、表裏一体とされる「肺」が津液の粛降作用を行うことにより便の硬さを調整し、排便へと進みます。毎日便が出ないことに過剰にストレスを抱えてしまうと「肝」の気が高ぶり、ストレスの気は昇発（上へ上がる）のエネルギーとなるため、肺の粛降（下へ降ろす）のエネルギーの邪魔をするのです。そのため肺は津液を大腸に降ろすことがおざなりとなり、排便が困難となっていきます。便秘薬ではなく、ストレス緩和の漢方薬やアロマの方がいい排便をつくるケースも多いです。思い込みすぎは病気の種ができます。いい加減がちょうどいいです。

 **10月13日　サムゲタンの人参とやさしさをもつ人参**

　韓国料理が大好きで、韓国・ソウルへ飛んでお料理を習っていました。今ではその先生は本当のお姉さんのように心がつながっています。こういう方が本当のファミリーなんじゃないかな？　って思うほどです。そこで本格的なサムゲタンを習得。鶏一羽にもち米を詰めて、棗にクコの実、マツの実、そして「高麗人参」の登場です。高麗人参は補気力がハンパなく強い

植物生薬です。強いってことは禁忌もあり高血圧の方には不向きな人参です。そんな方には同じ補気薬で別の人参があります。身体にいいから……の落とし穴。取り入れている食品が本当に自分の体質に合っているの？　を見る目が大切です。

| 高麗人参 | 西洋人参 |
|---|---|
| 最高の補気生薬<br>滋養強壮に。免疫UP。<br>性味：甘・苦／温<br>帰経：脾・肺 | 涼性で補益。滋養強壮に。<br>高麗人参を用いた際に温燥が気になる時、こちらを用いると効率がよいです。<br>性味：苦・微甘／涼 |

 **10月14日　痰飲　水が襲う痛みってある**

　肩こり、頭痛、月経痛に腰痛……〇〇痛ってものすごく多いですね。思い当たる原因として、ストレスとか血の巡りは考えられやすいのですが、まさか「水」が原因で痛みを出しているとは考えにくいですよね。でも実際、体内で水のさばきができなかった時にはその水分は「痰飲」という邪気に変化し気血の巡りを邪魔し経絡を滞らせ、痛みを発生させます。

　以前、肩こり、頭痛のひどい女性の方が中国の内陸部の乾燥した地域に行かれた際、その肩こり、頭痛から解放されたと言ってらっしゃいました。その方はむくみがあり、体内の痰飲が多い方だったため、乾燥地帯で過ごした時に体内の水分のバランスが一時的によくなったのです。日本は海に囲まれた国なので水の邪気（湿邪）に犯されやすい状況が整っています。湿邪は重いため下半身に影響が出やすく、改善に時間がかかりま

す。体内に湿気をため込まない生活を心がけたいですね。

〈痰飲時の痛みをケアする有用性アロマブレンド〉
| サンダルウッド　　2滴 | フランキンセンス　　2滴 |
| パチュリ　2滴 | グレープフルーツ　　2滴 |
| キャリアオイル　20㎖ | |
気になる所に塗布しておやすみなさい☆

 **10月15日　泣きたいのに泣けない時のケア**

　泣くことは心のデトックスにはとても有効です。ものすごいショックな時って、泣けないという心を作っていくので泣けている間は大丈夫です。「泣けない」状況のバックには本当にいろいろな状況や心もちが絡んでいます。泣けたら楽になるのに自分でその感情をゆるめない時、もっというならゆるめる術を忘れちゃったほど、一人で踏んばらざるを得なかった人生を歩いてきた方は是非試してください。かたくななエネルギーをもった心が上（頭）にたまっています。これを下に降ろすのです。足の内くるぶし周りをアロマトリートメントオイルでくるくると撫でていきます。楽なスピードで。そのうち内くるぶし周りがあったかくなって心と身体がゆるみ始めます。気が下にやっと降りてきてくれた証拠です。お灸をしてもいいです。

　あったまったら自分をねぎらうコトバをかけてあげてください。「えらかったよ」「がんばったね」「何があっても大丈夫。私が

228

いるから大丈夫」って。たとえ泣けなくても少しずつ心は本来のあなたに戻ります。

〈おすすめの漢方アロマブレンド〉

ゆず　2滴　　カモミールローマン　2滴

ぽんかん（たんかん）　2滴

スイートマージョラム　2滴

キャリアオイル　20㎖

 **10月16日　プチグレン・ネロリ・ビターオレンジで部位別アロマ**

お花の精油を嗅ぐと鼻腔の奥に香り分子がくっつくのと同時に「花だ―――」って香りがします。

でもネロリの花だけは奥の方にミカンの（柑橘系の）存在も感じるため、花の精油だけど、花ではないみたいに感じてしまいます。それは、ネロリはビターオレンジの花から抽出するためです。お花の精油ですが、ミカン科です。ビターオレンジから抽出される精油は、各部位で名称が違い、もちろん成分にも違いがあります。果皮はビターオレンジ、枝葉はプチグレン、お花がネロリです。花から抽出された精油はとても高価です。

|  | ビターオレンジ | プチグレン | ネロリ |
|---|---|---|---|
| 成分 | ・d－リモネン 90％以上<br>・ミルセン<br>・β－ピネン など | ・リナロール 20～30％<br>・リモネン<br>・t－β－オシメン<br>・α－テルピネオール 4～10％<br>・酢酸リナリル 45～55％ など | ・リナロール 25～45％<br>・リモネン 10～25％<br>・α－ピネン<br>・酢酸リナリル 1～15％<br>・t－β－オシメン<br>・α－テルピネオール<br>・β－ピネン 5～20％ など |
| 有用性 | 疏肝理気解鬱<br>健脾・安神<br>去痰 | 養心安神・活血<br>補益肺気・健脾<br>疏肝理気解鬱 | 理気・健脾<br>養心安神・生肌 |
| 香り | スイートオレンジより少し大人っぽい柑橘の香り | ウッディ系な香りの奥にミカンを感じる落ち着いた中庸的な香り | お花の香りが軽めにあり、奥に柑橘の存在を感じる香り |

※精油ブレンドの際、あえて同じ部位をブレンドすることもありますが、いろいろな部位から抽出された精油をブレンドすると、オリジナルな植物の香りがします。上記３つをブレンドして、リフレッシュ（疏肝理気）とリラックス（養心安神）を同時に行うケアはいかがでしょうか。

 **10月17日　実（証）の漢方を虚（証）の人が使ったら**

漢方薬は、症状を診て応急処置的に用いることもありますが、慢性病で根本治療として取り入れていく場合は必ず「証」を診

ての処方となります。実証（もともとエネルギー強め）の方が虚証（エネルギー弱め）の方へ処方されるケースが多い漢方薬を処方されれば治るものも治りませんし、逆に虚証の方へ実証の方によく処方する漢方薬では他の不調が出ることもあります。また、同じ漢方薬を用いたとしても実証と虚証では量が違いますし、服用していく時間帯やタイミングも違います。だから本当に漢方薬はオーダーメイド処方です。スペシャルな一杯をご堪能ください。

 **10月18日　陰陽の魂　別れてそして戻る日**

陰と陽が１つになった陰陽太極図、
この図は４つの意味が込められています。

① 　陰陽対立……お互いに対立する関係
② 　陰陽互根……対立もするけれど、相手がいないと成り立たない関係
③ 　陰陽消長……陰陽のバランスは常に変動していることを示す考え
④ 　陰陽転化……あるタイミングで陰陽がくるっと変化することがあるので、気を付けてとの教え

　陰陽理論を学ぶということは、漢方・中医学を学ぶ以外に生き方のヒントとなる哲学が含まれています。だから私は中医学がこんなに好きになったのでしょう。ただ「治す」という医学

だったら、ここまで魅力を感じてはいなかったと思います。陰陽が一対で、宇宙が創られているとするならば、人体は小宇宙であるため私たち女性（男性）にも必ず魂的に一対の人がいるはずです。もともと１つだった魂が分かれて男（陽）と女（陰）に分かれた……とするならば、私たちが何度も輪廻転生をくり返してしまったのは、本当の一対に戻りたいからなのだと感じます。

　五感を磨いて研ぎ澄ます。目に見えるものだけに惑わされないで。真実は魂が知っています。陰陽の図はいろいろなことに気づかせてくれます。

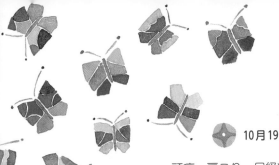

### 10月19日　結局ストレス

　頭痛、肩こり、月経痛に胃腸トラブル、不眠に冷え……。いろいろな不調の裏に必ずって言っていいほどストレスが隠れています。いつもお使いのカバンやリュックやポーチに、応急処置できる漢方を１、２包入れておく習慣をご提案します。イライラ、落ち込み、あれ？　いつもと違う。心がざわつく、揺れる、泣けてしまう、人にあたってしまう……。そんな時、さっと１包、飲んでください。ストレスの芽を摘み取ります。摘み取らない芽は、伸びていくため様々な不調を形成していきます。自分のこれからのために、心強い１包をお守りに持っていてください。

　そしてもう一つ、ストレスが高い人って目標設定が高かったりします。いいじゃないですか、目標高くなくって。いいじゃないですか、目標がなくても。目標ハードル高め設定は、ストレス高くなりがちです。そういう生き方が好きで、そしてそれを乗り越える気力と体力がある場合は高いハードルに挑んでもいいと思います。でもそうではない生き方が実は幸せ、と感じる人はハードルをぐっと下げて生きることでストレスがぐっと減ります。人と比べることなんて本当は少しもないのです。結局「どれだけ心から笑ったか」で人生は豊かになると私は思っています。

**10月20日　漢方はじわじわ効くって誰が言ったの？**

「漢方ってすぐ効かないよね」とか「漢方ってずっと飲むのでしょ？」と思っている方がとっても多いと、ドラッグストアで勤務している時代に思いました。心の叫びを言います。

「ふざけんなよー」です（笑）。

　たしかに慢性病には長く服用することはあります。でもすぐ効くっていう漢方も少なくありません。いろいろある中で、1つご紹介するのが咳へアタックする漢方薬です。

> ### 〈生薬チーム〉
> 桔梗・杏仁・甘草・石膏・陳皮・タルク・麻黄

　なかなか治らず手こずっていらした方も実感されます。

「楽になったよー」の言葉が嬉しくて私の活力になります。いい気（エネルギー）の循環をお客様と大切にしていきたいです。

 **10月21日　キャロットシード**

　くせの強い子が、こっち向いてくれたら……状況はスピードを上げて変わりだす。

　土、草、力強さ、ぶれない、をイメージする香りのキャロットシードをご紹介します。

【成分】カロトール　30 〜 80％

α-ピネン　1 〜 15％　　　サビネン〜 15％

β-カリオフィレン〜 15％　　　リモネン　10％　など

【漢方アロマ】四性：涼　　帰経：肝・脾・腎

【有用性】利水・健脾・生肌

　香りが強いため、ほんの少しブレンドし、ニキビやシミなどスキンケアに用いたり、土を感じる香りによって心の強化、グラウンディングが必要な際に活用しています。

　かたくなな心をほぐして本来に戻す香りです。くせが強い子（精油）とも仲良くなってください。

　サポート強めです。

**10月22日　頼りになるツボシリーズ**

---

承扶

. . . . . . . . . . . . . . . . . . . . . . . . . . . . . . . . . . . . . . . . . . . .

**場所**

　おしりと太ももの交わるところの
　中央。

**ツボの効果**

　座骨神経痛の痛みやおしりの形を整えたい時に。

**ケア法**

　フランキンセンス　　２滴

　ベルガモット　　　　２滴

　ジャスミン　　　　　２滴

　キャリアオイル　　　20㎖

でトリートメントオイルを作って承扶に塗布し気持ちのい
い圧でグーっと押しましょう。

 **10月23日　必要なの？　おにぎりがおいしいわけ**

　人が握ったおにぎりが食べられない人が増えているそうです。
新種のウイルスなど連日の報道でわからないではないけど、お
にぎりは「ラップに包んで握る」ではなく、「手で握る」から
美味しさがアップするのになぁと思います。

① 手の平にあるうまみ成分（酵素とか菌とか）がおにぎりに付くのでおいしくなる。

※黄色ブドウ球菌の問題や長時間もし食べなかったら……の問題はあるけど……

② 手の平からの想い。食べてくれる人を想っておいしく握ろうとするとおにぎりは確実に味をアップさせます。


自分が握って自分が食べる分はせめて素手で握ってください。大切な人がいて、その人が抵抗なく食べてくれる場合も、あなたの手で握ってください。おいしいミラクルが起きます。

 **10月24日　皮膚のかゆみで行うセルフケア**

皮膚病で痒みが襲う場合、夜も眠れなくなるケースが多いので毎日大変です。みなさん、ステロイドを罪悪感のなか使っていらっしゃる様子ですが、ステロイドは悪いお薬ではなく、いざという時は頼れる存在です。ステロイドはこちら側が主導権をもって活用すればいいのです。そのためにもステロイドに振り回されないように皮膚を治していく計画を立てていくことが大切です。

アロマの精油や漢方生薬を用いたシップ、ローション、クリームは外用薬で大活躍です。皮膚病には内側のケアはもちろん、外用薬も大事です。活用する際、必ずパッチテスト、これは必須です。

※女性は月経高温期の時に新しいスキンケア用品へ切り替え

ると悪化するケースもあります。新しいスキンケア製品を試す
のであれば、低温期がおすすめです。

〈お肌を整える植物チーム〉

カモミールジャーマン・カワラヨモギ・シコン
トウキ・トウキンセンカ・ニンジン・オウゴン
ジオウ・ホホバ・ヨクイニン・ツキミソウ・サージ

などなど、サポートしてくれる植物がいます。

###  10月25日　UVを自然なものに変えた理由

　昔はSPF50＋＋＋なんていう製品をバッチリお顔にもボ
ディにも塗って紫外線からガードしていました。でもお肌への
負担が感じられました。夜は夜でその強力なUVカット剤を、
これまた強力なクレンジングで洗い流していたからです。天然
のシアバターをUVカット剤のかわりとして活用するようにな
り、お肌が変わりました。肌自身ストレスがないのか息をして
いる感じがあり、なにより周りの方々から「肌きれい」と言わ
れるようになったのです。シアバターはシアの木の実から抽出
するバターで、アフリカの強い日差しから人々を守っています。

〈シアバターでつくるクリーム〉

1．20ｇほどの容器にシアバターとホホバオイルを
　　混ぜてお好きな固さにしてください。私はゆるめ

のクリームになるように混ぜています。

2．そこへラベンダー精油を1～2滴。

　　　　　　　　　　　混ぜて完成です。

 **10月26日　尿のトラブルは繊細　女性の登販がんばる！**

　私は2年2カ月の間、ドラッグストア勤務をしていました。夕方17：00～深夜の担当で、その時間の登録販売者で女性は私だけでした。そのためか、女性のお客様のお悩み相談は私の方へとなり、必然的に女性が話しかけてくださっていました。中でも尿のトラブル。尿もれのご相談などを受けていましたが、けっこう尿もれパットを購入することに抵抗があるのか、生理用パットを購入されていました。尿のトラブルは月経トラブルを相談するより、女性は言い出しにくいようです。頻尿、尿もれは決して少ないトラブルではありません。そして早めに漢方ケアを行って補腎力をupさせることで、その後の尿トラブルはもちろん、QOLがupします。尿トラブルは安心して、あなただけではないから。相談していきましょう。

**10月27日　頼りになるツボシリーズ**

---

### 水分

・・・・・・・・・・・・・・・・・・・・・・・・・・・・・・・・・・・・・・・・・・・・・・・・

**場所**

　おへそから指１本上のところ。

**ツボの効果**

　身体の水分調整、代謝UP。

**ケア法**

　グレープフルーツ　　　３滴

　ジュニパーモンタナ　　２滴

　パチュリ　　　　　　　２滴

　キャリアオイル　　　　20㎖

でトリートメントオイルを作って水分に塗布し気持ちのい

い圧でグーっと押しましょう。

 **10月28日　靴下の重ねばきはすごい!!**

　冷え症のお悩みなのに足元を見るとストッキング、またはく
るぶしソックス!!　これでは足元、身体は冷えてしまいます。
内側から補陽の漢方、外側から温熱の性をもつアロマを施しま
す。食べ物も冷たいものを控え、熱を生む食材に目を向けてい
きます。それとともに物理的に外側からも温めてほしいのです。

以前より絹と綿の重ね履きで五本指靴下が言われています。私も生徒さんからプレゼントされて、一度履いてみたのですが、１か所穴があいてしまいました。シルクは身体の毒素を取り去る力があるらしく、穴があいたところが機能downしているとのこと。私は目が悪く、普段はコンタクトかメガネですが、足裏にある反射区の目の部分に穴があき驚きました。

　熱性の精油で利湿効果のあるジュニパーという精油を塗布し、靴下を履いています。冬でもポカポカ。頭寒足熱、靴下重ね履きの下に、精油を塗ってみてください。温かさが違います。

 **10月29日　受験生応援**

　受験生応援として、頭脳明晰や抗ウイルスの有用性を持つ精油をお部屋の芳香として活用。ローズマリーシネオールやユーカリグロブルス、ティートリーなどがやっぱり人気です。

　では、受験当日は？　というと、これは受験生一人一人の性格によってベストな精油があります。もし緊張が強くて落ち着いて受験できそうにない……。なんて時はローズマリーシネオールで頭脳明晰UPというより、ラベンダー ang.やローズウッドで安神させて、心を落ち着けて受験に臨んだ方が、いい結果が出るはずです。

**10月30日　心がせつなくなること　あるよね**

　カレーのスパイス「カルダモン」。これはアロマの精油にもあります。スパイスの香り＋甘さのあるおいしい香りでほっこりする香りのカルダモンです。

〈カルダモンの薬膳的効能〉

五味：辛

四気：温

帰経：脾・胃

【有用性】健脾・利湿・安胎・疏肝理気

　アロマでは、オレンジスイート・イランイランとブレンドして、みぞおち部分に塗布してみましょう。心がほぐれて温まります。切なさはステキな感情ではあるけど、長期にわたると心を病みます。カルダモンの温かさに頼ってみてください。

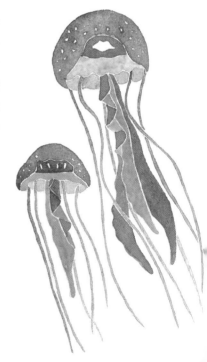

**10月31日　香害　化学香料**

　香りは人によってはとても苦しいものになります。私自身、市販の化学的香料が入った柔軟剤や洗剤が苦手です。道を歩いているとすれ違う方の中に、ものすごく化学的香料の香りがする方がいます。化学物質なので人によって、めまい　吐き気などをおこします。本人はきっと気づいていません。むしろいい香りと思って使用している方もいるでしょう。○○の香りなどと書かれている大量生産されている日用品に本物の植物の香りのみを用いたものは果たしてあるのでしょうか。精油をはじめ、植物から抽出した本物のエッセンスの香りは、とても高価です。そうそう大量消費する商品には、活用しにくくなります。香りは見えないけど、ウソはつけない。化学香料は香害にもなりかねません。自分の身につけるものの香り、ご自身の香りを客観視してみてください。その香りは、本物の香りですか？

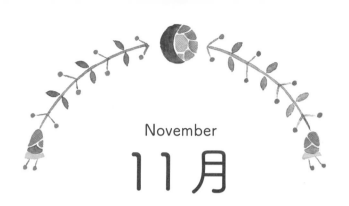

November

# 11月

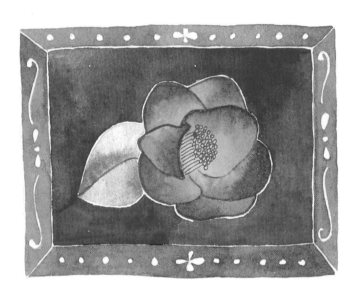

椿……「控えめな素晴らしさ」

○○くらいはできないと。
○○やって当然。
○○ねばならない。それら全てからの解放。
古い考えから抜け出そう。
完全ではない自分が一番　愛すべき自分だから。

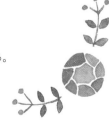

## 11月1日　秋冬1本だけもつならティートリー

　300種、400種、もっともといわれる精油の種類。その中で秋冬に1本だけ持つなら……「ティートリー」です。

　温性で肺に帰経。肺の補気が得意でγ-テルピネン、テルピネン-4-olが主成分です。

　肺は虚すると、感情として憂い悲しみやすくなります。ティートリーの香りや温性という性味は心に元気を与え、沈んだ心、やるせなさから救います。主成分には、抗ウイルス、抗菌など感染症を防ぎ、なおかつ比較的安心な精油のため、天然の抗生物質ともいわれます。風邪、インフルエンザなどのケアでは免疫upを促す有用性があり心強い精油です。風邪のひき始めにマスクにティートリー。そして就寝することで、ずいぶん次の日が楽です。又、抗菌、抗真菌の有用性をもつため、ニキビケアにも向いています。

　おうちの救急箱を漢方アロマ的に作ってほしいなって思います。ティートリーはおうちに1本あると、何かとサポートしてくれるはずです。

 ## 11月2日　血圧高いなーという人はたいていこの舌！

　ご高齢者の方へ出張で漢方アロマの施術をさせていただいています。

　精油を選択するにあたって血圧を一応お伺いしていますが、70代80代の多くは高めです。舌診をすると……

| パターン1 | パターン2 |
|---|---|

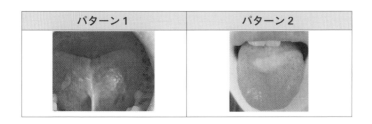

舌の裏に怒張がくっきりみられる

舌表面に苔が厚めについている

　　＝瘀血の証拠

　　＝痰湿、老廃物多め


養生として……

　　パターン1　活血化瘀

　　パターン2　化痰利湿　です。

　血圧を下げるだけのお薬ではなく根本に働きかけると、血圧は安定します。

 11月3日　気虚ってね

　気は生命を維持していく際の重要なエネルギー物質です。しっかり気が満ち、そして巡っていることが大切ですが、気が足りない状態を「気虚」といい、様々な不調をみせていきます。

| 気の働き | 不調になると | おすすめの精油 |
|---|---|---|
| 〈推動〉<br>物質（血や津液や感情等）を動かすエネルギー | 物質が滞って、身体に痛みやむくみなどの不調をもたらす。心が鬱々、イライラする。 | 気巡らす精油として、ローズマリー、オレンジスイートなど |
| 〈温煦〉<br>身体を滋養し、温め体温を維持するエネルギー | 身体が委縮し、とにかく寒がりで、行動も鈍くなりがち。血の巡りも悪くなり、瘀血が発生。 | 身体を温めエネルギー補給　ジンジャー、マンダリンなど |
| 〈防衛〉<br>外邪（ウイルスや菌など）から身体を守っているエネルギー | よく風邪をひいたり、花粉症など不調をもちやすい。 | 抗ウイルスの有用性をもつ精油　ティートリー、ユーカリグロブルスなど |
| 〈固摂〉<br>体内の必要な物質を外に漏れ出さないようにするエネルギー | 汗がダラダラ出たり、不正出血など、起こりやすい。内臓下垂や習慣性の流産も固摂の気が弱いと起こりやすい。 | 固摂力を高める樹脂系精油やベースノートで土台固め。フランキンセンス、サンダルウッドなど |
| 〈気化〉<br>ある物質の状態を変化させるエネルギー。飲食物を後天の精へと変化させる。 | 消化不良を起こしたり、下痢や軟便など、胃腸の状態が弱い様子が見られるようになる。 | 胃腸の状態のバランスを取ってくれる有用性の精油　パチュリ、マージョラムなど |

　精油をキャリアオイル20mℓに8滴ほど入れて希釈し、気になる所に塗布することで養生が可能です。

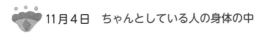 **11月4日　ちゃんとしている人の身体の中**

　自己コントロールがうまくいかない時、たいてい過度なストレスがかかると食事に影響が出ます。私はひたすらキャベツの千切りをして気持ちを平らにする時もあるけれど、それすらもしない時はたいていお惣菜を買ってしまいます。カロリーが高く、揚げ物やスイーツまでも一度に食べてしまうため、身体が重だるくなります。身体は正直でラインが崩れやすくなります。美しさは年齢ではなく生き方です。ストレスはみんなにあるものです。そのストレスとの向き合い方で、食べ物は左右されるし、結果、身体のスタイルにも影響が出ます。食べ物を美味しくありがたく食べること、そして食事の量をコントロールすること、お腹いっぱい食べることでなく、腹8分目にコントロールしている人は、身体の中に瘀血や痰湿が少ないためお肌も綺麗です。理性を持った食事を心がけたいですね。

## 11月5日　血のつながりよりも大切なもの

　家族だからわかり合える。家族だから思いやりをもたなくて
はいけない。家族だから、家族だから……って。正直、だから
何なのですか？　生まれてきた家でとても裕福に暮らし両親か
らたくさんの愛情を受けて暮らせる子どもたちがいる一方で、
親の愛に恵まれず、光を奪われる子どもたちがいます。みんな
輝いていいのに。愛情のシャワーみたいなものを注がれること
なく自らに制限をかけざるをえない子どもたち。これっておか
しいと私は思う。もう血のつながりの家族なんていいじゃない
ですか！　血ではなく、「心」。もっというなら魂のつながりの
方が大切だと思うし真実だと思います。「癒し」や「愛」があ
れば、どんなことにも立ち向かっていけるはず。それが最初か
らなかった運命を引きうけて生まれた子どもたちをそのままに
しない。あなたの手が一人でも多くの子どもたちに届くことを
願って、私は今日も漢方アロマをお伝えしています。

 ## 11月6日　お世話になっている　瀉火＆利湿が得意な漢方薬

　痒い痒い痒い……掻いちゃダメってわかっているのに、我慢
なんて無理です。アトピー性皮膚炎急性期の痒みは身体の中か
らこみ上げてくる痒みです。精神的にも肉体的にも行き場のな
いしんどさです。思わず掻いてしまうともっともっと火がつい
たように痒くなるのです。そして掻いているうちに、中から黄
色みがかった浸出液が出てきます。このアトピー急性期から一

日でも早く脱出してほしい。そして、再発
しないで完治してほしいとお一人お一人漢
方処方しています。アトピー急性期の治療
では、身体の熱を取り去ること「瀉火」
と、体内の老廃物を片付けること「利湿」が二大ポイン
トとなり、それらが得意な生薬がチームを作り、アタッ
クします。

瀉火 （熱の除去）
　……リュウタン、オウゴン、サンシシ
利湿 （水分代謝）
　……モクツウ、タクシャ、シャゼンシ

 11月7日　時々ご飯をお粥にしてみると……

　薬膳を真剣に学んでいる時、1冊の本に出会いました。『お
粥の力を信じなさい』という、思わずクスッとなったタイト
ルの本です。「お粥は病気の時に食べるもの」という概念は私
にはありません。お粥を日常食、せめて週1のリセット食に
してみることで、身体がとても軽くなります。お粥は、胃腸
への負担が少なく、体質、体調、季節に合わせて、具材や味
付けを薬膳的に組み立てることができます。作り置きができ
ることも利点です。薬膳粥、いろいろアレンジしてください。
身体の軽さが答えです。

<かぼちゃと玄米のお粥>

材料　①玄米　2分の1合　　②かぼちゃ　4分の1個
　　　③水　800cc　　④オリーブ油　少し　　⑤お塩
作り方　（1）土鍋にお湯を沸騰させ、①②③④を入
　　　　　　れ40分コトコト煮て完成。
　　　　（2）⑤で味付け、出来上がり

 11月8日　パルマローザで美肌へ

　精油の分子でゲラニオールというモノテルペンアルコール類
があります。この分子の有用性として、
　収斂、抗鬱、抗菌、抗真菌などがあげられます。

　ゲラニオールを多く含む精油
　ローズオットー　　10〜20%
　ゼラニウム　　　　10〜20%
　パルマローザ　　　75〜85%

　これらの精油は皮膚を柔らかくし弾力回復の有用性が期待で
き、よくスキンケア製品として活用されています

<パルマローザ>

イネ科
【漢方アロマ的有用性】四性・平／帰経・心・肺・腎

【有用性】補益肺気、安神補腎、生肌
【主な成分】ゲラニオール・酢酸ゲラニル
　　　　　　リナロール・ネロール

 **11月9日　身体の中で風が吹くと……内風**

　自然界で起こっていることが体内でも連動するさまをみると本当に身体は小宇宙だと思います。梅雨の際は、身体もむくみやすいし、乾燥してくる秋はお肌も乾燥し体内も乾くので、便秘になりやすかったりします。「身体の中で風が吹く」こんな風に身体が反応することが私たちにはあります。風は百病の長。風は常に動くという性質を持ち、他の邪気と一緒になり体内で悪さをします。特に臓腑の失調を起こすと、体内に内風という邪気が起き、身体だけでなく心にも風が吹きます。そのため、心が安定せず、騒ぎすぎたり、のぼせたり、又は落ち込んだり、悲しみすぎたり……といった心のアップダウンが増え"動揺不安"といった症状が見られます。心がアップダウンしすぎていると精神的にしんどいですよね。体内の風をおちつかせる漢方では、重鎮安神剤を用います。漢方

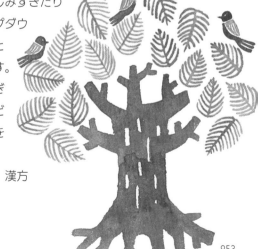

アロマでは、根から抽出した精油、木部から抽出した精油、ベースノートの精油等を用います。土台作りをし、風でとばされない心をつくりたいですね。

 **11月10日　食べられるって幸せなことよ**

　食欲の秋です。食欲がとまらない方もいらっしゃると思いますが、食べられるってとても幸せなことです。では、その時どんな味を多く摂取していますか？　漢方では五味といって「酸味、苦味、甘味、辛味、鹹味」はそれぞれ役割があります。なのでとりすぎると、逆にトラブルが出やすくなります。

**とりすぎた場合**

酸味　肌肉が収縮して、唇が渇きやすくなります。

苦味　皮膚がカサカサし、体毛が抜けやすくなります。

甘味　骨が弱くなって、髪の毛が抜けやすくなります。

辛味　筋が引きつって、爪も割れやすくなります。

鹹味　血液が粘性を帯び、生活習慣病の引き金にもつ
　　　ながりやすくなります。

　いずれにせよ、うす味で腹八分目を心がけていきましょう。

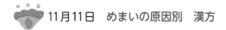# 11月11日　めまいの原因別　漢方

　1度だけ天井がグルングルンと回って起き上がれない、目を開けていられないといっためまいに襲われました。自宅に置いていた漢方薬を服用し1時間ほどでめまいはおさまりました。その時のめまいの理由は「痰濁」。自分でよくわかっていました。その当時は、朝から夕方まで自分のお店か中学校でのお仕事をし、夕方17：00〜深夜までドラックストア勤務。帰宅後寝る時間はAM2：00。相当私は疲れていましたし、疲れているのにもかかわらず、気持ちが興奮していたため、よくアルコールを飲んで寝ていたのです。そしてあの朝の大きなめまい。吐き気とともにしんどかったのですが、原因がわかったので、すぐに漢方で対処でき、その後仕事へ行けました。めまいの漢方は、このように「証」をみないとヒットしませんが、「証」がしっかり見極められて服用すると、意外に早く効きます。

〈めまいのある方〉

○　ストレスからきていませんか？　→肝のトラブル

○　慢性疲労で無理していませんか？　→気血のトラブル

○　耳鳴りや尿トラブルは出ていませんか？　→腎のトラブル

○　のぼせや頭痛は大丈夫ですか？　→肝腎のトラブル

○　頭重、だるいとか食後の眠気はきませんか？　→脾のトラブル

是非、めまいは証をしっかりみて、漢方サポートを受けてください。

 **11月12日　カユプテ・ニアウリ　かわいい名前で強い力**

フトモモ科の精油で2大有用な精油といえば、「ティートリー」と「ユーカリ」です。フトモモ科の植物は、抗菌、抗ウイルス、抗真菌の有用性に特に優れているため、日常よく活用する方は多いはず。ありがたい精油です。でも、この有名な精油以外にも素晴らしいフトモモ科の植物で精油も存在しているのがこちらの2種です。

> **カユプテ**……東南アジアが産地
> **ニアウリ**……オーストラリアが産地

この2種、名前はかわいいけれど、プロテクト力はすごいです。ぜひ仲良くなってください。きっとしっかりサポートしてくれる精油たちです。

 **11月13日　漢方・アロマに好かれる人（効く人）**

すべての結果は、気の変動、波動です。

漢方処方や漢方アロマのご提案をさせていただき、それぞれの生活の中で、漢方ライフを進めていただいていますが、様々な理由で、効く人、そうでもない人に分かれていると思います。

理由の1つとしては、治療者側の腕の良し悪しもあるでしょう。他には体内の老廃物が多い方はそれらを片付けないと効果が上がりにくい時もありますし、慢性病などは、時間も要します。でももう一つ大きな理由は、「受け取る力」です。いくらいいもの（漢方やアロマ）を手にしたとしても、心がシャットアウトしている方は効きにくいなあって思います。そしてもう一つ不思議なことを伝えますが、こちら（人間）から選んでいるようで、実は向こう（生薬・アロマ・植物）から選ばれていることだってあります。人と植物が通じあった時に、とても効果upしているので、やっぱり漢方やアロマがよく作用する人って、素直に受けとる感謝の気、波動の方なのだと感じています。気ってすごいですね。

 **11月14日　タイムってこんなにも！　ケモタイプ**

　精油には、ケモタイプという種類があり、植物生育の状況により成分構成に大きな違いがみられます。「タイム」もその1つです。お料理に使われる方もいてメジャーなハーブですが、精油はなかなか個性的な香りがします。1本で香ると活用しにくいのですが、クセが強い精油は有用性もしっかりあるため、かなりバックアップしてくれます。

| タイムマストキナ | 温／肺　　補益肺気 | |
| --- | --- | --- |
| タイムリナロール | 温／心肺腎　　補益肺腎、安神、生肌 | |

| タイムチモール | 温／心肺腎 | 補益心肺 | 補陽 |
|---|---|---|---|
| タイムサツレオイデス | 温／肝肺 | 疏肝止痛、補益肺気 | |

※私は肩コリの時に、タイムサツレオイデスを用います。

 **11月15日　イランイランのような私に**

　イランイランはマレー語で花の中の花。咲いている様が、他の花たちと違い、下の方にうつむきかげんに咲き、大切な部分はむやみやたらに見せるわけでなく、内に秘めているようです。そのかわり、精油の香りがとても妖艶です。花びらは黄色で一つ一つがとても細かく華奢に見えます。見た目の可憐さと香りの妖艶さ、この両極端な雰囲気を醸し出すイランイランは、私の憧れの女性像です。漢方アロマ的には、補血の有用性があるとし、こむら返りや月経不順にラベンダーとブレンドして用いています。

　香りが強いので、他の花の精油と相性が悪いかというとそうでもなく、ブレンドファクター１の香り高いジャスミンとのブレンドは、セクシーな香りで好きな香りブレンドです。

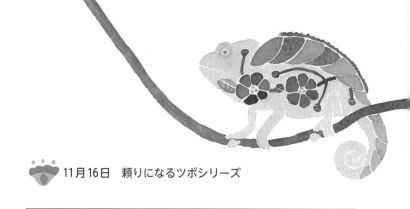

 **11月16日　頼りになるツボシリーズ**

---

### 膻中

. . . . . . . . . . . . . . . . . . . . . . . . . . . . . . . . . . . . . . . . . . . . . .

**場所**
　胸の中央線のところ。

**ツボの効果**
　ドキドキ、イライラ心がおちつかない時に。

**ケア法**
　イランイラン　２滴　　　　サンダルウッド　２滴
　ローズオットー　１滴　　　キャリアオイル　20㎖
で、トリートメントオイルを作って膻中に塗布し、気持ち
のいい圧でグーっと押しましょう。

膻中

---

 **11月17日　ゆっくりでいいんです　ゆっくりがいいんです**

　何でも早さ（速さ）が求められますが、早いと浅いまま事を
進めてしまうことにもなるので、ゆっくりがいい場合もありま
す。とはいえ、ひたすらゆっくりした日々を重ねてしまっては、

目標達成とは行かなくなることもあるので、ゆっくりかまえつつも期限は決めて動くことです。人生は有限です。ゆっくり構えて中身を充実させ、期限決めて、迷わずGO！　です。ここで躊躇したら、きっとその現実は、止まります。迷わず行くのです。ここで大事なのは、失敗してもいい、と気楽な気持ちで楽しんで行くことです。「行く」には「気が満たされていること」が大切です。気が満ちていたら、どんなことがあっても、その先は走りきれるはずです。

〈補気のための漢方アロマブレンド〉

オレンジスイート　3滴

マージョラムスイート　2滴

ジャスミン　1滴

キャリアオイル　20㎖

お風呂上がりにボディ（好きなところで大丈夫です）に塗布しておやすみなさい。

 **11月18日　高齢者の便秘は違います！**

　便秘のタイプにも色々で"出す"ことだけに重きをおいた薬では、そのうち体調を悪くすることだってあります。特にご高齢の方の便秘は、乾燥がみられるので、補陰が必要なケースが多くなります。「陰」とは体内を潤す物質です。

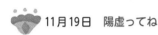 **11月19日　陽虚ってね**

　陽とは、「温かい」「運動」「外側」「上」とか「明るい」「太
陽」「春」「男」「表」「興奮」「エネルギー」「昼」「発散」「積極
性」「情熱」みたいなエネルギーを指します。

　私たちが生きていくには、体温が必要で、温かい陽の気が体
内に存在します。でも、陽と陰のバランスが崩れ、この陽のエ
ネルギーが不足した状態を「陽虚」といい、身体にダメージが
現れます。

〈陽虚タイプの症状〉

寒がり　身体に痛みが出る　冷え性　顔色が悪い（白
い）　動きたくない　無気力　下痢する　頻尿　不妊
など

↓

> 〈漢方アロマ的ケア〉……温性、熱性のブレンド
>
> ローズマリーシネオール 2 滴　ティートリー 2 滴
> マンダリン 3 滴　ジンジャー 1 滴　キャリアオイル 20mℓ
> お風呂上がりに、膝下やデコルテ周りに塗布して就寝
> しましょう。

## 11月20日　ラジオラロゼア　アスリートさんへ

　聞き慣れない植物ラジオラロゼアは、多年草植物です。アダプトゲン作用（環境適応源）に優れています。

　中枢神経に影響を与え、ストレス、興奮、イライラ、くよくよなどから、脳波を正常に回復させる有用性がみられます。

　クセがなく飲みやすいため、小さなお子様からご高齢者様まで幅広く活用できます。私はスポーツをされている方の補気剤としてもお出ししています。

## 11月21日　怒っている人を見ておかしかった！

　喜怒哀楽はもつべきです。いろいろな感情は人生に彩りを与えます。でも、行き過ぎた感情は病気の種を作っていきます。漢方の診断法の一つ、「四診」。その中の望診とは、自分の目で相手を診断する方法です。行き過ぎた感情、特に、「怒」をもっている方を望診すると、他の感情より激しく伝わってくるため、おもしろいですよ。よく怒る人はもちろん私も苦手でイ

ヤですが、それを逆手に望診して楽しんじゃいましょう！

 **11月22日　ホテルマンから教わったホスピタリティ**

「病は気から」ともいいますが、本当だなあと思います。気が
良くなると不調が改善しやすいことを目にしています。気をよ
くする方法の一つが漢方です。理気作用といって気の巡りを
upさせる漢方薬も存在しますし、疏肝解鬱といって肝の解毒、
代謝をupし、鬱々とした気持ちから離していく有用性をもつ
精油もたくさん存在します。この二大強力サポーターを心身に
取り込む際、ことば（説明）にどのような表現を用いるかで
「気」が変わります。

　私は中学校に勤めはじめた1年目、ホテル研修がありました。
そこでホテルマンの方々がお客様へ接する際の心得を語られた
のですが、このお話は、ホスピタリティにあふれていて、とて
も印象に残っています。ホスピタリティは、サービスではあり

ません。あくまでもお客様との関係は上下ではなく、対等でその関係性の中で最高の時間を創ることだと理解しました。病は気からのこの「気」をいい方向へ変えるのは、ある意味、治療家のホスピタリティの部分もあると私は思います。どんな言葉を発していくのか……。治療家は最終的に人間力の試される仕事です。私も心して進みたいと思います。

 **11月23日　甘い香り　おまかせバニラで癒しday**

　漢方アロマトリートメントでお客様に香りの希望をお聞きするのですが、「甘い香りで」と注文される時があります。この言葉を出される証（体質）として多いのが、慢性疲労、精神的疲労、癒しを求める、脾気虚傾向がみられる、などがあげられます。バニラの香りは、甘く、リラックスでき、思わず笑みがでやすい香りです。身体も心も緩ませ多幸感が出るため、リラックスしたい時に香りたい精油です。刺激は強めなのでトリートメントには向かないのですが、お部屋の芳香としてバニラにイランイランを加えると心のゆるませ方がupし、心身の疲労回復にもおすすめです。めずらしいバニラの精油、そばに置いておくと、香りのバリエーションが豊かになります。

 **11月24日　山薬はすごい**

　山の薬とかいて「山薬」。これは自然薯をはじめとするヤマイモ、山に自生しているイモを指します。主に補気剤として滋

養強壮作用をもちます。漢方では、牛車腎気丸や八味地黄丸、六味丸など、メジャーな漢方にもよく登場します。

〈山薬〉

**五味**：甘　　**帰経**：脾・肺・腎　　**五性**：平

スーパーなどで「自然薯」や「ヤマトイモ」「イセイモ」などを見かけた時は、即ゲット♡　天然の滋養強壮食材として食卓にどうぞ。

## 11月25日　つい食べる　食欲が出すぎる時に

食欲は人間の欲の中では、特に強い欲です。大昔は今のように豊食の時代でもないため、たくさん食べるという行為は、直接生き残る力をつけていったと思います。でも今は逆に、つい食べる、たくさん食べすぎることが普通となっている時代のため、食べて病気を作るというおかしな構図となっています。この強い欲を理性だけで止めることは大変です。ここは精油や耳つぼのサポートが有効です。

**精油　グレープフルーツ**

【成分】ヌートカトン（～1%）

【有用性】食欲を抑える有用性。香りをお部屋に拡散してみましょう。

**耳つぼ**

……飢点　満腹中枢刺激

つまようじの先で刺激しましょう。

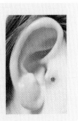

**11月26日　ジャスミンの演出力**

　ジャスミンはモクセイ科、花からabs.（溶剤抽出法）で抽出します。

　濃厚で強い甘さをもつフローラルな香りがし、ホルモン様作用をもちます。寝室の香りの演出力は抜群です。ジャスミン、イランイラン、ジンジャーのブレンドは催淫の有用性があるブレンドです。ちょっと色気のある夜を……と思う時、見えない香りの力を身につけてみてください。

〈ジャスミン　abs.〉

モクセイ科で花から抽出

【成分】酢酸ベンジル15 ～ 30％

　　　　安息香酸ベンジル15 ～ 30％

　　　　フィトール２～15％　リナロール３～10％

　　　　ジャスミンラクトン　ネロリドール　など

【四性】平性

【帰経】心・腎

【有用性】補腎通経、養心安神

 **11月27日　瘀血ってやっかい**

　過度なストレスも心身に様々なトラブルを起こすけど、血瘀も同じく心にも身体にもいろいろな角度から不調が作れる邪気

と化します。

　1つでも当てはまる方、血の質の改善をおすすめします。


〈瘀血の症状〉
□　しつこい肩こり、頭痛、身体に痛みがある
□　顔にシミ、ソバカスが多い
□　肌がバサバサ、カサカサしている
□　月経血にレバー状の塊が出やすい
□　高血圧になりやすい
□　子宮内膜症、子宮筋腫になりやすい
□　高血糖である
□　便秘、便の色が黒っぽい
□　目の下にクマができて取れない
□　舌の裏に怒脹（紫色の静脈）が太く出ている

 **11月28日　板藍根を知ってください**

　板藍根はアブラナ科の菘藍の根を乾燥させたものです。抗ウイルスの薬理作用がいわれており、お茶やのど飴の形状で様々な製品をみるようになりました。

　ウイルス性疾患（風邪・インフルエンザなど）や、熱邪によるアレルギー疾患（皮膚炎など）に用いられます。でも、苦寒の性味などに目を向け、長期的に摂取する際は、身体の他の所へ影響のない摂取法を取り入れると、安心です。○○にいいといういい情報と、又違った角度から1つの生薬をみると、今の

自分への摂取法がみえてきます。とはいえ、とても活用度の高い板藍根です。

〈板藍根〉

**性味**：苦・寒　　　**帰経**：心　肺　肝　胃

**効能**：清熱解毒　涼血　など

 **11月29日　海へ山へ　が叶うところ**

　鎌倉へ移り活動が2022年より始まります。お店は海辺まで、5分もかからない所にあります。そして車で15分ほど走ると、山があります。自然が近くにあり、生活と密着することで、心身にどれほどいい効果が出るかを実感します。私たちは本当は自分を自分で癒すことや病気を治療する自然治癒力を備えています。でも日々の生活の中で、そういう感覚や能力を忘れていったようにも感じます。漢方薬やアロマは植物のエネルギーが入っているため、忘れられた感覚を呼び起こすにも、大きな役割をもっています。でも時には、海や山、森の中に身を置き、自らの潜在能力を蘇らせることをもっと意識してもいいはずです。

　「ヘルスツーリズム」という言葉があります。素晴らしい自然環境の中で五感をとりもどし、真の心身の健康、自分らしさを蘇らせる時間を過ごすこととその場が「ヘルスツーリズム」。鎌倉という土地で暮らして、ヘルスツーリズムの重要性を感じます。

毎年開催している大人の修学旅行では、漢方、アロマの学び と共に、自然にふれて自分への「瀉」と「補」が可能な時間が 創れたらと思っています。

 **11月30日　人間万事塞翁が馬**

　中国に「人間万事塞翁が馬」という諺があります。野球の松 井さんが言っていらしたコトバだったので、この言葉を知った のですが（当時私はスポーツ選手の本をよく読んでいました）、 この言葉に漢方でいう陰陽のバランスの大切さが含まれている と思います。
「一見いいことがあっても、有頂天にならない」
「一見悪いことがあっても、後々考えると悪いことではない場 合もあるから落ち込まない」
　といった言葉です。気持ちのup downは時にあってもいいけれ ど、ひどい場合は心の負担が増しますし、軸のない生き方に見え てしまいます。生きているといろいろなことがあって当たり前です。 その度に心が急にup downせず、軸をもった姿でいたいですね。

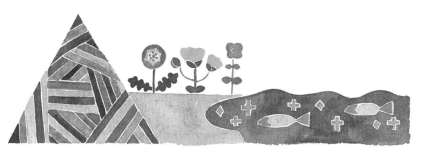

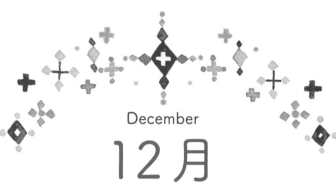

December

# 12月

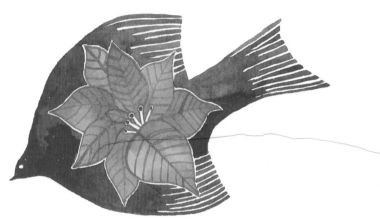

ポインセチア……「幸運を祈る」

「やる」ことは簡単
「やり続けること」も実は簡単
本当は「やめる」を決めることが一番難しいのだと思う。
やめることが手放すことにつながったり、
心で執着していたことに気づいたりしたら、
そこから離れてみてください。
世界が広がります。
やっと自分に戻れたと思えます。
「やめること」は恥ずかしいことではありません。
負けることでもないのです。
やめると心がホッとするなら、
それが真実。
自信をもってやめてOK！

## 12月1日　漢方薬を飲む時間

　漢方薬は食前に飲むとよいと言われています。食前に服用する理由は食べ物の影響を受けにくく小腸へと行き、そこで吸収されやすい状態に変化するからです。生薬をできるだけ早く効かせていくこと、そしてもう一つは空腹時の服用で、胃酸により生薬のアルカロイド作用を軽減することも大切と考えています。でも、漢方薬で胃もたれする方も若干いらっしゃいます。そんな方は食後へまわす、量を減らす、生薬のgを加減する等、さらにオーダーメイドでお出しすることとなります。せっかくの漢方ライフです。ベストな飲み方を取り入れていきましょう。

 ## 12月2日　頼りになるツボシリーズ

### 腎兪

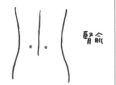

**場所**
　腰の辺りおへその真裏から指2〜
　3本左右外側。
**ツボの効果**
　冷えが強い時や腰の痛み、尿トラブルなどに用います。
**ケア法**
　ジュニパーベリー2滴、シダーウッド2滴、
　ゼラニウム3滴、キャリアオイル20㎖でトリートメン

トオイルを作って腎兪に塗布し、気持ちのいい圧で
グーっと押しましょう。

### 12月3日　下へ下へ根をのばせ　やがて大きな花が咲く

　冬になり植物は花や葉を落とし、寒い冬の過ごし方へと入っ
ていきます。漢方の世界でも冬は収蔵の季節といわれ、エネル
ギーを収めていく季節としています。そうやって次にくる陽の
季節へと備えていくのです。人生においても冬もあれば、春も
夏も秋もあり、それらが巡っているのだと感じます。とはいえ、
人生においての冬の時期は精神的にしんどいですよね。私もそ
んな時を経験したのでわかります。中学校に
勤めていた時、ある先生が生徒に向けたコト
バがあります。元三洋電機の副社長のコトバ
とのことです。「何も咲かない寒い日は下へ下
へと根を伸ばせ。やがて大きな花が咲く」
　厳しい冬がたとえあったとしても、表面に
は花も茎もなかったとしても、根を張りま
しょうね。その根がどんな花を咲かせるの
かを、心で大切に思いながら……。

12月4日　答えは外ではなく内にしかない

　病気が「治る」「治らない」の現象は、本当は「治す」「治さない」と自分で無意識に決めていることなんじゃないかな？ほとんどの病気、特に「心」が絡む不調に関しては「治す」と決めたら、そっちに動きやすいです。治らない時、潜在意識では「治ると困る」という感情をもっているケースがあります。漢方薬やアロマは強力にサポートはしてくれるけど、「治す」のはご自身のもっている力、想い、潜在意識です。

12月5日　鼻！　味方がいます

　鼻がずーっと詰まっている、鼻水がずーっと出る、アレルギー性の鼻炎、副鼻腔炎……。鼻が関係している不調は呼吸も浅くなりがちで、免疫力も落ちていきやすいため、改善が必要です。この場合、今ある不調を取り除く「標治」と根本を治す「本治」と両方行うことが大切です。鼻は五臓でいうと「肺」の管轄で、肺は常に外邪と接してしまう過酷な陰の臓器。そのため相生の関係で母役の「脾」の強化も同時に行う方が肺は強くなります。鼻の改善は地道な計画のもと行っていきます。

| 鼻の味方　漢方 |
| --- |
| ソウジシ・シンイ・センソウ・キンギンカ・キクカ |

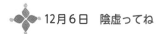# 12月6日　陰虚ってね

　漢方では「陰陽理論」などを用いて身心を見立てています。「陰」は様々とありますが、身体の基本物質である「血（けつ）」と「津液」は「陰」とされていて、身体を滋潤する物質とされています。もう一つの基本物質は「気」であり、こちらが「陽」に属します。

　陰虚という状態は身体を潤す物質が虚した状態なので、必然と陰の対である「陽」を抑えてバランスをとることが難しくなるため「陽の暴走」状態へと進みます。

▶陰虚症状

| | | |
|---|---|---|
| のぼせ | 目のかわき | 便秘がち |
| ほてり | 髪のパサつき | 熱っぽい |
| 赤ら顔 | 身体のかわき | かゆみ |
| 口渇 | 身体のかゆみ | 空咳 |
| 手の平、足の裏熱い | 筋がつる | 声がかすれる |
| 潮熱（夕方の熱） | 寝汗 | 忘れっぽい |
| 暑がり | 尿量少ない | ねつき悪い |
| 落ち着きがない | 月経不順 | |

など

「熱をとる」というケアではなく、「潤いを入れ、陰陽のバランスをつくる」ことで熱っぽい症状は改善されていきます。

**12月7日　育ててみる　土から植物　そして抽出へ**

　漢方薬のほとんどと精油の全ては、植物です。これまで机上の学びだけでは、本当に伝えられないとの思いや、純粋に植物にふれたい、との思いから、ハーブ園、薬草園、精油を抽出されている会社へと足を運んでいました。これからもそれらの行動は続きますが、やはり自分で育てていくことに興味が湧いてきて止まりません。とはいえ白紙の状態からのスタートです。植物栽培のプロの方に聞きながら、育てていきます。まずは土作り。そして様々な植物を育てて……。そして植物エッセンスを抽出して唯一無二の製品づくりへ。0からのスタートです。一歩ずつ。一歩ずつ……。きっと何だってたどりつけると私は信じています。

 **12月8日　あすなろのステキさ　成分と名前と活用法**

　店名が「あすなろ」です。「あすなろ」の精油をはじめてかいだ時の感動が、この名前を店名にしたきっかけにもなっています。あすなろは「翌檜」と書き、「明日ひのきになろう」というけなげにも希望をもった木として名付けられています。が……実はヒノキよりもヒノキの香りがするあすなろ。成分「ヒノキチオール」もヒノキよりあすなろが多いのです。なのに「明日ひのきになろう」だなんて……。私は思います。「あすなろはそのままで美しい。すばらしい」って。そんな想いもこめて店名をつけています。

| アスナロ | | ヒノキ（木部） | |
|---|---|---|---|
| 成分 | ツヨプセン | 成分 | α−ピネン |
| | δ−3−カレン | | ボルニルアセテート |
| | β−エレメン | | ボルネオール |
| | δ−カジネン | | ネロリドール |
| | ヒノキチオール | | α−カジノール |

　アスナロの精油はツヨプセンが主成分で、防虫の力にとても優れています。香りをつけたティッシュやハンカチをクローゼットの中に入れておきましょう。お洋服も森の香りがしてきます。

 12月9日　百合根を見ると安心

　この時期スーパーに行くと並んでいる「百合根」。なんだかほっとします。百合根は生薬でもあり「百合」（ビャクゴウ）といいます。

| 百合根の有用性 | |
|---|---|
| 性味 | 甘・微苦・微寒 |
| 帰経 | 肺・心 |
| 効能 | 滋養潤肺、止咳、清心安神 |

　私は百合根を見ると、つい、大人買いをしてしまいます。蒸して、はちみつをかけて食べます。冬のおやつにピッタリです。
　お肌も潤ってくるので、秋・冬は百合根なしには考えられません。ぜひ☆

## 12月10日　ジンジャーで西洋と和の違い

　同じ精油でも香りや成分に違いがあります。アロマでもおなじみの「ジンジャー」。日本産の「しょうが」のアロマとは又違った趣をしています。どっちが優れているという話ではなく、両方素晴らしい精油です。(比べるということ自体、植物に対して失礼だし、人間も本来比べる、比べられるっていうことからの脱出が真の自分を生きられる、と思っています)

| ジンジャー | しょうが |
|---|---|
| 成分　α‐クルクメン<br>　　　β‐セスキフェランドレン<br>　　　ジンジベレン<br>　　　β‐ビサボレン<br>　　　ゲラニオールなど<br>セスキテルペン系の含有量が多い | 成分　シトラール<br>　　　ゲラニオール<br>　　　ジンゲノール<br>　　　1.8シネオール<br>　　　シトロネロール<br>カンフェン、ピネン、ミルセン、リモネン　など<br>モノテルペン系の含有量が多い |
| ショウガよりも重たく感じます。甘さが奥に存在し、癒される香りです。 | ショウガを食した時と同じような香りに感じます。ジンジャーよりも、軽く、爽やかさをも感じてしまう香りです。 |
| 生姜：熱性／心・脾・肺・腎に帰経<br>【漢方アロマ的有用性】散寒解表、温胃止嘔、化痰行水、解毒　健脾補腎 ||

**12月11日　結局落ち着くホホバオイル**

　キャリアオイルは精油の基材でもあるため、脇役的になりがちにとらえられそうですが、キャリアオイルなしではアロマ生活は難しいですし、キャリアオイルじたい有用性が異なるため、とても重要視して楽しめる世界です。これまで20種ほどのキャリアオイルを活用してみて、リピートしてしまうのは……マカダミア、アルガン、ローズヒップ、カメリア、米ぬか、アボカド……そして、リピート率最高本数がホホバです。ホホバはオイルではなく、液体のワックス。だから、低温で固まります。飽和脂肪酸なため酸化に強いところも大きな安心材料の一つです。

**ホホバオイル**

【成分】パルミチン酸、ステアリン酸、ネルボン酸、
　　　　パルミトレイン酸、イコセン酸、など

【有用性】どんな肌質の方にも活用しています。保湿
　　　　に富み、大変浸透がよく、香りもクセがな
　　　　いため、精油の香りを損ないません。ボ
　　　　ディトリートメントでは古くなった角質の
　　　　ケア、保湿、軽いUVカットの有用性があ
　　　　ります。フェイシャルではアンチエイジン
　　　　グ的に活用したり、ニキビや炎症などの際
　　　　にも用います。シャンプー前に頭皮につけ
　　　　てトリートメントすることで、髪に艶が出
　　　　て元気になる有用性をもっています。

## 12月12日　ヘルスツーリズムへの想い

　アロマや漢方の処方をしていて、又は自分自身をふり返って思うのは、不調になる時は頭で考えてばかりで、身体が使えていないなということ。そして、自然というエネルギーとの接点が少ないということです。自然に戻れたら、心身共に健康で本来の自分が蘇っていくのではないか、ということを感じます。鎌倉は海と山に囲まれた土地です。自然を感じながら、自然に身を委ねて自らをみつめ、中庸に戻る。そんなプログラムが組めたら、と思っています。それでも忙しすぎて時間が取れない方は、アロマや漢方です。自然100％のエネルギーを毎日取り入れることで、忙しい日々でも中庸をとることができるようになります。

 ## 12月13日　ブルーの色が神秘的なジャーマン！

　精油にも色があります。透明、薄い黄色、濃い黄色、茶色に緑色、そして藍色のような濃いブルー！　精油って香りだけではなく色も美しいのです。ブルーの正体は成分の中にある「カマズレン」です。カマズレンはカモミールジャーマン、ヤロウブルー、タナセタム等の精油に入っているため、どれもブルー色です。ここではカモミールジャーマンを紹介します。

**カモミールジャーマン**
キク科

【成分】ビサボロールオキサイド（A・B）、カマズレ
　　　　ン、ビサボレン、β−ファルネセン　など
【有用性】鎮静（心も身体も）、抗炎症、抗掻痒、抗ア
　　　　レルギー、抗ヒスタミン、健胃　など
【漢方アロマ的に】涼性／肝、心、脾に帰経
【有用性】疏散風熱、睛目、止痒

　カマズレン以外の成分も全て鎮静、抗炎症の有用性をもつ
ジャーマン。心にイライラが強く存在する時、精神に熱がつき
ます（肝熱といいます）。身体的にはかゆみや赤みが皮膚に出
やすくなります。そんな時は、是非カモミールジャーマンを
キャリアオイルで希釈し、塗布してみてください。少しずつ沈
下していくことを感じとれるはずです。

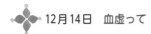 12月14日　血虚って

　血は身体を滋養するだけでなく、精神面にも大きく関わって
います。女性は毎月、月経がおとずれるため、男性より血に左
右される生き物です（更年期以降も）。栄養たっぷりの血が潤
沢にあり、そして巡っていることで、たいていのトラブルから
は離れていくことが可能です。女性にとって大切な「血」が不
足した状態を「血虚」といいます。1つでもあてはまる方、
「補血」をしていきましょう。身体がよりステキに変わり何よ
り、「楽」になります。

## 血虚の症状

- ☐ 髪の毛がよく抜けて薄毛に悩むようになる
- ☐ 不眠、寝付けないし、寝てもフワーっと覚醒して しまう
- ☐ 月経不順、閉経が早い
- ☐ めまい、貧血気味
- ☐ 爪が欠けている
- ☐ 白髪になりやすい
- ☐ 体温がどちらかというと低い
- ☐ お肌が乾く
- ☐ 物忘れが多い、精神が不安定
- ☐ 顔色がさえない

 **12月15日 淋しさ 孤独はきっと幻想です**

　生きていて一番こたえるのは、物質的なものがないという状況ではなく、心のつながりがない、ということじゃないかなと感じます。自分は○○に愛されていると感じることで、目には

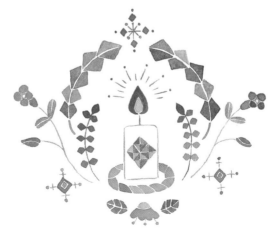

見えないパワーが出たり、勇気をもらえたり……。でも、孤独
は一見、淋しさや切なさや貧しさをも感じることがあるかもだ
けど、本当は、その感情ですらも幻想である、と最近感じるよ
うになりました。自らのイメージで全てを創っていくことが可
能ということを体験し、孤独だと感じることも、実はたいした
ことではなかった。自らの応援者は自らの心の中に、魂が存在
し、消えない火を灯しつづけてくれている。だから、一人にな
ることは決してできないのです。目の前の見えている状況だけ
にとらわれないで。本当は目に見えない部分が大きいって所に
気づいて。自分の魂は何をすることで輝くのかを感じとって動
いてみてください。全ての感情が幻想であり、魂が求めている、
やるべき使命が見えてきます。

 **12月16日　煎じ薬と顆粒　漢方はどっちがいいのか？**

　漢方の煎じ薬と顆粒タイプの漢方をコーヒーに例えたとする
と、煎じ薬はドリップコーヒー、顆粒はインスタントコーヒー。
そんなイメージです。では顆粒は煎じに対して負けなのか、と
いうと私は全くそれは感じません。顆粒タイプに熱いお湯を注
ぎ、香りとともに（香りも薬効のうちで大切なの）飲むことで、
より効果up。そして何より手軽で簡単。楽です。このラクチ
ン♪っていう「ゆるさ」も治るためには必要なのです。だから、
漢方はトータルでみていくと、顆粒タイプは実用的でとっても
優れたスタイルだと確信しています。

## 12月17日　美しさ　心の状態と漢方アロマ

　精油たちの香りは正直。私たち人間の感情、「好き」「うれしい」って気持ちを瞬時にとらえている、と私は感じます。頭で考えて香りをとらえたり、損得で精油を迎えようとしている人がわかるようです。精油を手にする時、そこに愛情や感謝はありますか？　私はこれからの時間は愛だけでつながりたい。愛のないものはいらない。精油や漢方にふれる毎日により、エネルギーをキャッチする力がとぎすまされていきます。漢方アロマは愛でできた世界に存在していたい。精油1滴が生まれるまでの植物たちの存在を、精油は奇跡の1滴だということを、精油を手にするのなら、思いをはせていきましょう。

 ## 12月18日　その不眠　漢方は

　不眠で悩んでいる方々が、夜のドラッグストアに来て睡眠導入剤を求めています。私も自分自身が漢方のお仕事にたずさわる前の時期に、一時期飲んだことがあるのですが……。かなり次の日、眠くて眠くて、思考もストップして、人として壊れそうな感覚になりました。本能でこれらの薬はやばい!!　と思った日。不眠は身体の証に合わせた漢方治療を行うことで、眠りはもちろん、その根本から改善サポートを行うので、身心全体の底上げが可能です。

こんなタイプの不眠には

・虚証で不眠、不安感、肩こり、息切れ動悸、口渇、便秘、自律神経の乱れ、神経衰弱、健忘、ほてり

ジオウ、サンソウニン、テンモンドウ、トウキ、バクモンドウ、オンジ、キキョウ、ブクリョウ、ハクシニン、タンジン、トウジン　を用いた漢方薬がサポートします

 **12月19日　自分にご褒美の極上お風呂のつくり方**

　いいお仕事がしたいなら、自分にご褒美を。それもたくさん。ごきげんな気持ちにさせちゃうことです。お仕事がいい気で進んでいきます。「〜しなければならない」とか「こうあるべき」は、もう古いなあと思います。「まじめにみられたい」「いい人でありたい」「ステキに思われたい」「できる人として存在したい」「すごいですねって言われたい」そんなのどうでもいいじゃないですか？　所詮、人の判断なんですから。ほうっておけばいいのです。私は私をご機嫌にして、そしていいお仕事や生活をしていけば、心も平穏でいいな♡って思いますし、ご自身の生まれてきた使命に入っていけると思います。

**１日のおわりに極上のお風呂アロマ**

① 浴槽にお湯を入れます。

② キャリアオイルにハチミツを少し入れます。
（キャリアオイル20㎖くらい）

③ イランイラン２滴、ジャスミン２滴、サンダル
ウッド２滴を②にまぜます。

④ お湯にとかしてお風呂につかります。

とっても濃厚でエキゾチックな香りがします。精油ブレンド
は利湿＆安神＆補腎です。身体がすっきりして　ねむーくなり、
リラックス度満載。アンチエイジングもプラスのブレンドです。

 **12月20日　リナロール違い**

よくアロマの世界では成分を学ぶ上で「リナロール」につい
て学びます。このリナロール、ちょっと注意なのですが、リナ
ロールは２種存在し、「ｄ-リナロール」と「ｌ-リナロール」
があります。分子の手のつなぎ方が少し違うのですが、有用性
としては、けっこう違いが出ます。ｌ-リナロールはよくいわ
れる鎮静、抗ウイルスなど。ｄ-リナロールは反対か⁉　と思
わせる覚醒、興奮、抗ウイルスなど。鎮静と覚醒、この違いは
大きいので、リナロールはどっちの？　に目を向けて活用しま
しょう。

I-リナロール……ラベンダー、プチグレン　など
d-リナロール……コリアンダー　など

 **12月21日　強いからこそジュニパーの期間は**

ヒノキ科の精油で「ジュニパーベリー」があります。お酒でジンの香りづけにも用いられていることでも知られています。ウッディでもある香りですが、素直にウッディでもなく、そこに甘さやえぐみのような香りがし、そのことがジュニパーを好き、嫌いと好みを分けているのかもしれません。このジュニパーベリーの精油は足のむくみの方やスポーツをされる方はそばに置いていただきたいなぁと思います。

**ジュニパーベリー**

ヒノキ科　果実、葉から抽出
【成分】α-ピネン、β-ピネン、サビネン、リモネン、β-カリオフィレン
【漢方アロマ】腎帰経／熱性
【有用性】補陽、補腎、利湿、排毒

構成成分はモノテルペン炭化水素類が主なため、鬱滞除去が得意です。熱性であり、腎に帰経するので、冷えて足がむくんでいる時など、利湿の有用性はとっても頼りになります。スポーツ後に乳酸を流すお手伝いが得意です。排液の力が強いの

で、長期の活用は注意していきましょう。

 **12月22日　どんよりしたお天気と身体のゴミの関係**

　冬本番。雲空、どんよりしていて鉛色の空、湿気もあるし、とっても寒い。日が暮れるのも早くて気ぜわしい。年末に入ってきてやることいっぱい！　なのに……。体調が優れない。頭が重い、頭が痛い、吐き気がする、食欲がない……。これら全て身体の中のゴミ＝痰湿です。主に食べ物から痰湿は生まれやすく、甘いもの、油っこいもの、アルコールはてきめんです。年末大掃除する方もいらっしゃると思います。身体も大掃除です。無理に食べないで、水分はとりつつ、胃の中をリセットしてみましょう。熱々のお粥を少しなど、身体のたて直しが必要です。胃はゴミ箱ではないので、負担のないものを少量で。

 **12月23日　忘年会続きの方は舌苔がすごい！**

　忘年会シーズン。何回出席しましたか？　これからクリスマス、お正月、新年会……と外食続きやホームパーティーがめじろおし！　な方も多いと思います。でも、身体は普段と違う食事のオンパレードで困惑ぎみかもしれません。その１つの目安が舌についている苔です。正常な方の苔は舌の表面にうっすら白い苔がついています。でも、食べすぎ、飲みすぎの方は苔が厚くなっていきます。白い苔が厚くついている方は身体の中（胃腸）が冷えています。下痢しやすくなります。黄色い苔が

厚くついている方は身体の中（胃腸）に熱がついています。も
しかして口臭があるかもですよ〜。食べすぎ、飲みすぎはほど
ほどに。そして、帰宅したら、パチュリの精油で、しっかりお
風呂で温まってください。利湿します。

 ## 12月24日　頼りになるツボシリーズ

---

### 太谿

........................................................

**場所**

　内くるぶしからアキレス腱
　に下りていく所にある窪み。

**ツボの効果**

　冷えむくみの時に。

**ケア法**

　ヒノキ木部　２滴、アスナロ　２滴、しょうが　３滴、
　キャリアオイル　20㎖
　でトリートメントオイルを作って太谿に塗布し、気持ち
のいい圧でグーっと押しましょう。

太谿

---

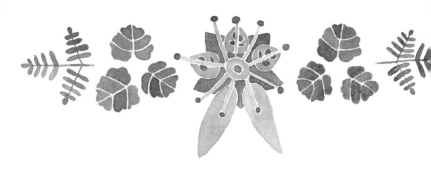

 **12月25日　ニキビで悩んだあの頃**

　10代、20代の頃、ものすごくニキビに悩んだ日々、顔全体、胸元にも背中にもできて、自分の肌がコンプレックスでした。皮膚科やエステに通っても何をしてもダメ。今思うと、体内に熱がたまって、たまって……だったのだとわかります。あの頃、唐揚が大好き。揚げ物、スナック菓子、菓子パンに乳製品をよく摂取して、野菜が極端に少なかった。そして便秘体質。おまけにけっこう人間関係でストレスもあったと思います。まさにニキビができる条件がそろっていたのです。

　あの頃の自分に言ってやりたい。まず便秘治して。お肉2割、野菜特に涼性の夏野菜そして葉ものをしっかりとってねって。アロマだったら10代の私にはオレンジスイートを渡してあげたい。知っていたらあんなに悩むことはなかったのになと思います。漢方的な養生法を家庭に1人でもいいので、知っておくと大切な方々を守っていけます。あのニキビを唯一鎮火できたのは……なんと植物です。「ユキノシタ」。私はユキノシタを知ることができて救われました。鎌倉ではこのユキノシタの栽培も行います。

**12月26日　とっちらかってるよね……更年期女性**

　40代、50代、60代の女性からの漢方相談はホルモンの揺らぎによる不調です。女性ホルモンは腎が司っており、腎が少しずつ虚していくとホルモンも低下します。のぼせたり、冷えたり、気持ちもアップダウンしたりと、ご本人も初めてのことで戸惑われます。上半身はのぼせて汗がとまらないのに、足元はキンキンに冷えるといった身体の陰陽バランスが崩れている方も少なくありません。テーマは補腎。お一人お一人の症状により、ケア漢方でずいぶん楽になります。しんどい時期はみんなだから、とほうっておかないでください。ご自身を一番大切にしてください。

> **〈のぼせ、ホットフラッシュなど、腎陰虚に活用する漢方〉**
>
> サイコ、シャクヤク、トウキ、ブクリョウ　ソウジュツ、サンシシ、ボタンピ、カンゾウ、ショウキョウ、ハッカ、ロクジョウ、キバン、ベッコウ、クコ、サンザシ、ナツメ　など

**12月27日　エビとカニは似てるけど違う**

　二大甲殻類「エビとカニ」。両方とも美味しいですよね。でもこの2つ、薬膳的にみてみるととっても違いがあります。

| エビ | カニ |
|---|---|
| **性味**　甘・鹹／温 | **性味**　鹹／寒 |
| **帰経**　肝・腎・胃 | **帰経**　肝・腎 |
| **薬膳的効能**　補胃壮陽、開胃化痰　補気・通乳 | **薬膳的効能**　清熱解毒、滋陰　散結散血、消腫 |

　冬のカニはおいしいけれど、風邪をひいた時にはカニを食べてしまうと長引くかも。性味に注意して温かいものを食べてみてください。

 **12月28日　「髪は命」は男も女も同じ!?〈髪は血余〉**

　髪がとっても抜けたのは、ドラッグストア時代の深夜勤務を続けていた時期です。夜に寝ていなかったので、身体の中の陰分（血や津液）が補われなくて髪がパサパサになってよく抜けました。髪はお顔の印象をとても左右します。髪の状態は腎が司るため、補腎が必要です。夜更かしは髪のためにはアウトです。働きすぎや身体を冷やすことは避け、黒いものを食べていく生活を心がけてみましょう。シャンプー前のヘッドアロマトリートメントは髪がよみがえります。

**12月29日　口内炎が頻繁に出るなら**

　口内炎がよくできる方は食べ物と精神面、あとはもともとの体質だったりもしますが、体内に熱がよくたまるので、わりと普段から暑がりだったりします。体力は比較的ある方で、なんでもよく食べます。この熱の勢いを捨てると口内炎はできにくいので、治し方としてはシンプルなほうです。あまり、こじれていないのが実証タイプの口内炎です。辛いもの、揚げもの、アルコールなどは特に熱をつけやすいので、控えてみましょう。

---
**実証タイプの口内炎によい漢方薬**

ジオウ、シャクヤク、オウゴン、ダイオウ、ボタンピ、サンシシ

---

 **12月30日　二日酔いで神様に祈る**

　やってしまった……と思ったら、時すでに遅し……。ガーンガーンガーン……という頭痛と吐き気に嘔吐。まるで、地獄のようです。二日酔いの朝。神様に祈ります。「もう二度とお酒を口にしません。この苦しみから救ってください……」日本酒美味しくて呑みすぎてしまいました。肝臓大変だっただろうなぁと思います。二日酔いは痰濁を排毒していき、水滞を改善するサポート漢方を用います。だからといって飲みすぎないようにしましょう。神様にお願いしたのに、二日酔いから数日後、

ビールを飲んだ私。同じ経験している人いますか？　お互い気
を付けましょうね。

〈二日酔いに効く漢方薬〉

タクシャ、チョレイ、ブクリョウ、ビャクジュツ、ケ
イヒ

 12月31日　お蕎麦の効能

お蕎麦が好きなので、年越し蕎麦以外にも日常よく食べる私
です。お蕎麦を食べるとおうどんやパスタ、ラーメンを食べた
時よりも、身体の内側にある熱が鎮静された感じがします。

お蕎麦の効能

【性味】甘・涼

【帰経】脾・胃・大腸

【薬膳的な働き】開胃消積、下気利腸、止帯

長生きできますように……とか、来年の幸せ
を願って食べられる年越し蕎麦です。お蕎麦
は涼性なので、身体が冷えているよーって
いう方は是非"えびの天ぷら（温性）"と
"たっぷりのお葱（温性）"、それから
七味をふってお召し上がりください。

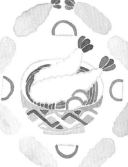

## ご協力者さまのページ

　１冊目の著書『漢方アロマの世界』を出版後すぐにこの『漢方アロマの世界２』に取り掛かりました。あわただしく過ぎる日々。そんな中、私の不注意から左手首の骨折というアクシデント……。原稿脱稿の日は近い……。という中、多くの生徒さんが「お手伝いします」と声を上げてくださって原稿打ちこみを行ってくださいました。生徒さん方のお力なしにこの本は生まれませんでした。私は幸せな講師です。生徒さん方、心よりありがとうございます。大好きです。

　そして文芸社の越前さん、編集者の中村さん、私をぐーっとひっぱっていってくださって心強かった。ありがとうございます。

　イラストレーターのさきえさん、さっちゃんワールドのイラストがこの本に華をそえてくれました。本当にありがとうございます。

☆ご協力者さま（データ打ちこみ、校正など）　敬称略

**浅里郁美**（北海道）漢方アロマセラピスト　漢方アロマサロン「萌芽」

**安部祐規子**（愛知県）大人の合唱クラブメンバー

**池田カイエ**（愛知県）美容師・ヘッドスパニスト・漢方アロマセラピスト「hair&kanpoaroma　晴るる」

**今井知美**（和歌山県）漢方アロマセラピスト　漢方アロマヒーリング「こだまの森」

**上坂絵梨**（北海道）漢方アロマセラピスト「東洋コンプリメンタリー・セラピー　Noya」

**神作園子**（東京都）漢方アロマスクール生

**川口美登里**（岩手県）鍼灸師・漢方アロマセラピスト「ひよわさんのためのしなやかしんきゅう　ジブンお手当研究所」

**久保田美砂**（神奈川県）漢方アロマスクール生

**黒木敬子**（愛知県）耳ツボジュエリー・漢方アロマセラピスト「mimimaru33°」

**田邉優子**（鹿児島県）漢方アロマセラピスト　漢方アロマセラピーサロン「うららか」

**CHIKA**（愛知県）漢方アロマセラピスト「Light Blue Rose」

**寺田朱花**（愛知県）漢方スクール生

**服部綾那**（長野県）漢方アロマスクール生

**藤代美穂**（愛知県）漢方アロマセラピスト「漢方アロマ&グリーフケアサロン　月のおと」

**目年祐子**（愛知県）漢方アロマセラピスト

# エピローグ

　漢方薬の処方や漢方アロマのご提案時に、効き目や有用性を妨げる２大要因を感じることがあります。一つ目は飲食物です。好きな食べもの、かたよった食事や嗜好品が、不調の原因であるケースは少なくありません。この場合、患者さんと話しながら少しずつ食事の見直しがスタートします。もう一つが「心」や「考え方」です。この場合食事と違って目に見えないものなので、ご本人もわかっていても改善しにくいケースとなります。「その心」「その感情」が不調を作っているとわかっていても、思考のクセが治ることを遮っていきます。思考のクセはこれまで生きてきて身についてきたもの。その中の多くは周りの人からの反応を色々受けて自分はこうであると無意識に決めて（決めつけられて）きたものです。本当は「こうあらねばならない」ということは一つもありません。自らを牽制しないで生きていけたらと私は思っています。だからといって何かにがんばれ！　っていう想いはみじんもありません。

　思い出すだけです。
「本当の自分を」
「今がたとえ完全でない状態であったとしても、それでも、もうすでに自分という存在が最高である」

　ということを思い出すだけです。

周りを見ていると未だ順位を付けるシーンがたくさん残っています。そんな世界や現象はとても古い価値観です。人よりできること、すごいと言われることで得られる世界は、エゴがたくさん存在しています。とても古い重たい権威的な昔の時代の匂いがします。

　自らを愛しみ誰かと比べるわけではなく、自分を生きること。「もうすでに自分という存在が最高である」って本気で自分に伝えてください。自分を一番愛してあげてください。きっと今より安心できるはずです。そのほっとした自然体な自分が本来の私たちです。病気や不調のほとんどは、あなたの中、心（内邪）から生まれます。自らを大切にし始めた時、少しずつ不調は離れていきます。漢方と漢方アロマは静かに、それでいて確実に私たちを支えてくれます。

　本物って……実は「静か」です。真実のあなたを生きてください。本物の漢方と漢方アロマがそばにいますから……。あなたは完全に守られています。

　　　漢方薬店・漢方アロマスクール　あすなろ　　　歌香♪

〈特記事項〉

・精油は自然100％だからといって安心ではありません。
　自然のエネルギー100％だからこそ強い存在です。
　禁忌をもつ精油たちも存在します。精油の購入、活用につい
　ては、アロマの専門家にご相談の上ご活用ください。

・漢方薬に関しても同様、きちんと証をみて処方してもらうこ
　とが大切です。漢方の専門家のいる漢方薬店・薬局へご相談
　ください。

・漢方アロマスクールでは150種ほどの精油を取り扱っていま
　す。ここではそのうちの一部をご紹介しています。

**著者プロフィール**

## 歌香（うたか）

鎌倉市にある「漢方薬店・漢方アロマスクールあすなろ」代表。
国際中医師、登録販売者（店舗管理者）であり、音楽家の一面ももつ。
その他、漢方スクール、アトピーアレルギー改善スクール、漢方美容フェイシャルスクール、耳ツボジュエリースクールを経営。
前職は中学校音楽教師という、異色のセラピストで漢方家。ほぼ毎日発信されるブログやインスタでは日々の漢方lifeが綴られている。
著書『漢方アロマの世界　たいせつな心と身体をいつまでほうっておきますか？』（2020年　文芸社）

**漢方アロマの世界　2**　365日漢方アロマlifeのススメ

2021年12月15日　　初版第1刷発行

著　　者　　歌香
発行者　　瓜谷　綱延
発行所　　株式会社文芸社
　　　　　　〒160-0022　東京都新宿区新宿1−10−1
　　　　　　　　　　　電話　03-5369-3060（代表）
　　　　　　　　　　　　　　03-5369-2299（販売）

印刷所　　図書印刷株式会社

ISBN978-4-286-22856-3